理学療法士が
ンガで教える

不調と痛みが消える！
10秒筋膜ほぐし

理学療法士
土屋元明

主婦の友社

もくじ

理学療法士が
マンガで教える

不調と痛みが消える！
10秒筋膜ほぐし

理学療法士
土屋元明

主婦の友社

第2章

よくある痛みやトラブル

column

第3章 突然、襲ってくる痛み

はじめに

最近、長いこと座っていると腰が痛くなりませんか？　パソコン作業のあと、肩がこって、背中まで固まっていませんか？　もしそういったこりや痛みをちょいちょい感じているなら、症状が比較的軽い今のうちに、簡単なケア法でほぐし始めましょう！

私は、鎌倉市で「動きのこだわりテーション」という施術院を開いている理学療法士です。日々、患者さんからこりや痛みに関する訴えをうかがって、症状を改善するためのケア法を伝えています。患者さんの話を聞いてよく思うのは、「もっと早く、症状が軽いうちに『効果のあるセルフケア』をしていたら、これほどつらくなることはなかったのに。『なんとなくいいだろう』と思うケア法を、長いこと、効果が出ないまま続けてきたなんて、本当にもったいない！」ということ。多くの人が、効果のある方法を知らないまま、症状を悪化させて駆け込んでくるからです。

もう随分前から腰痛や肩こりは「国民病」と呼ばれるようになっています。ほかにも膝や背中など、慢性的なこりや痛みに悩んでいる人が本当に多い。成人に限らず、最近はお子さんからの訴えも増えてきました。症状が軽いうちは、痛いといっても「激痛」などではないので、なんとなく温めたり、もんだりしてやり過ごす人が多いようです。みなさん忙しいから、それもやむをえません。しかし、そのように月日を過ごして、数年たったあと、つらくて生活や仕事、趣味の活動にも支障をきたすようになります。ほとんどの場合、的はずれのケアで治ることはないからです。

施術院では、その場でこりや痛みのポイントを探り、そこにねらいを定めて、いくらかでも「すぐに症状が改善するケア法」を実践します。するとみなさん驚いたり、不思議がったりします。長年、つきあってきた不快な症状が軽くなって、心の緊張もとけて笑顔になる人が多く、喜んでもらえて私もうれしい。しかし、できることなら症状を悪化させる前に教えてさしあげたかった、そう思うのです。

そこで本書では、多くの人が悩んでいる症状別に、こりや痛みが軽いうちから試していただきたい簡単なケア法を紹介します。もしも症状が悪化してしまったときは私たち治療家の出番ですが、その前に自力でこりや痛みのケアや再発予防ができることを、ぜひ知っていただければと思います。

土屋元明

理学療法士が
マンガで教える

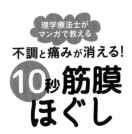

不調と痛みが消える!
10秒筋膜ほぐし

第1章

三大痛をどうにかする！（腰痛・肩こり・膝の痛み）

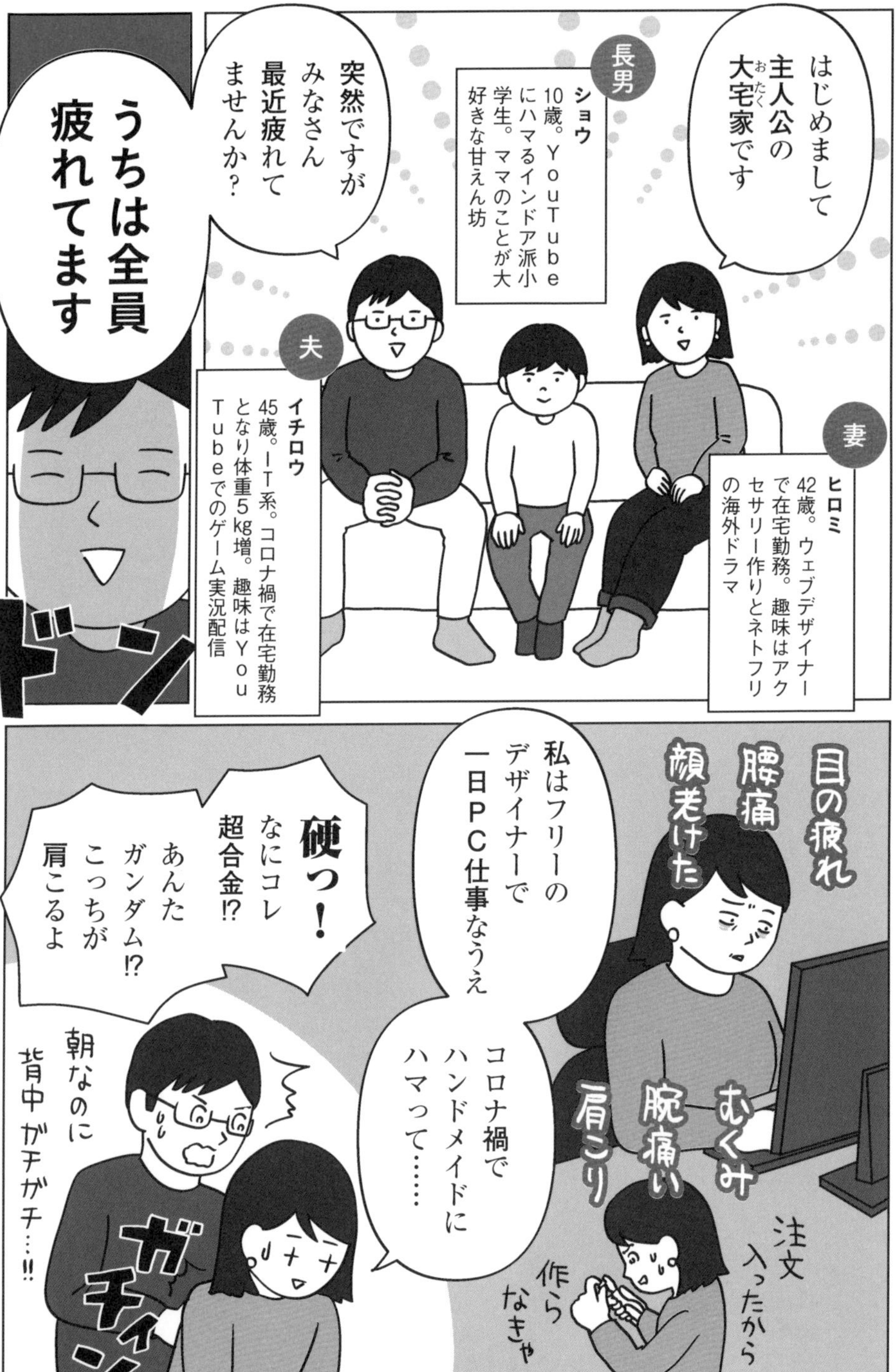
はじめまして
主人公の大《お》宅《たく》家です
妻
ヒロミ
42歳。ウェブデザイナーで在宅勤務。趣味はアクセサリー作りとネトフリの海外ドラマ
長男
ショウ
10歳。YouTubeにハマるインドア派小学生。ママのことが大好きな甘えん坊
夫
イチロウ
45歳。IT系。コロナ禍で在宅勤務となり体重5kg増。趣味はYouTubeでのゲーム実況配信
突然ですがみなさん最近疲れてませんか？
うちは全員疲れてます
ドン
目の疲れ
腰痛
顔老けた
私はフリーのデザイナーで一日PC仕事なうえ
コロナ禍でハンドメイドにハマって……
むくみ
腕痛い
肩こり
注文入ったから
作らなきゃ
硬っ！なにコレ超合金!?
あんたガンダム!?こっちが肩こるよ
朝なのに背中ガチガチ…!!
ガチィン

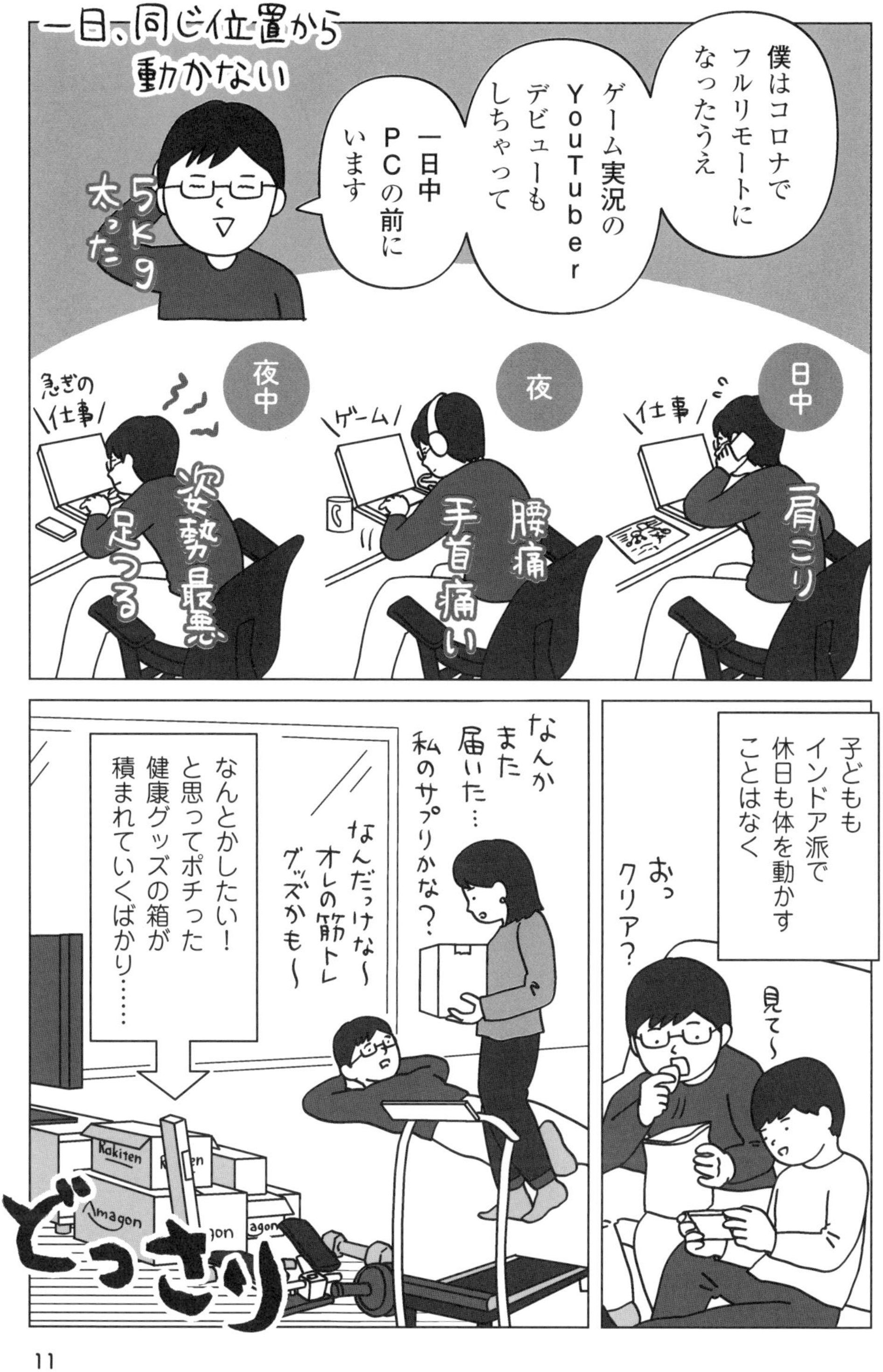
一日、同じ位置から動かない
僕はコロナでフルリモートになったうえ
ゲーム実況のYouTuberデビューもしちゃって
一日中PCの前にいます
5kg太った
日中
仕事
肩こり
夜
ゲーム
腰痛
手首痛い
夜中
急ぎの仕事
姿勢最悪
足つる
子どももインドア派で休日も体を動かすことはなく
おっクリア?
見て~
なんかまた届いた…私のサプリかな?
なんだっけな~オレの筋トレグッズかも~
なんとかしたい!と思ってポチった健康グッズの箱が積まれていくばかり……
Rakiten
Amagon
どっさり

筋膜ほぐし

1 腰痛がもうムリ！

「ゴム手袋さすり」でラク！

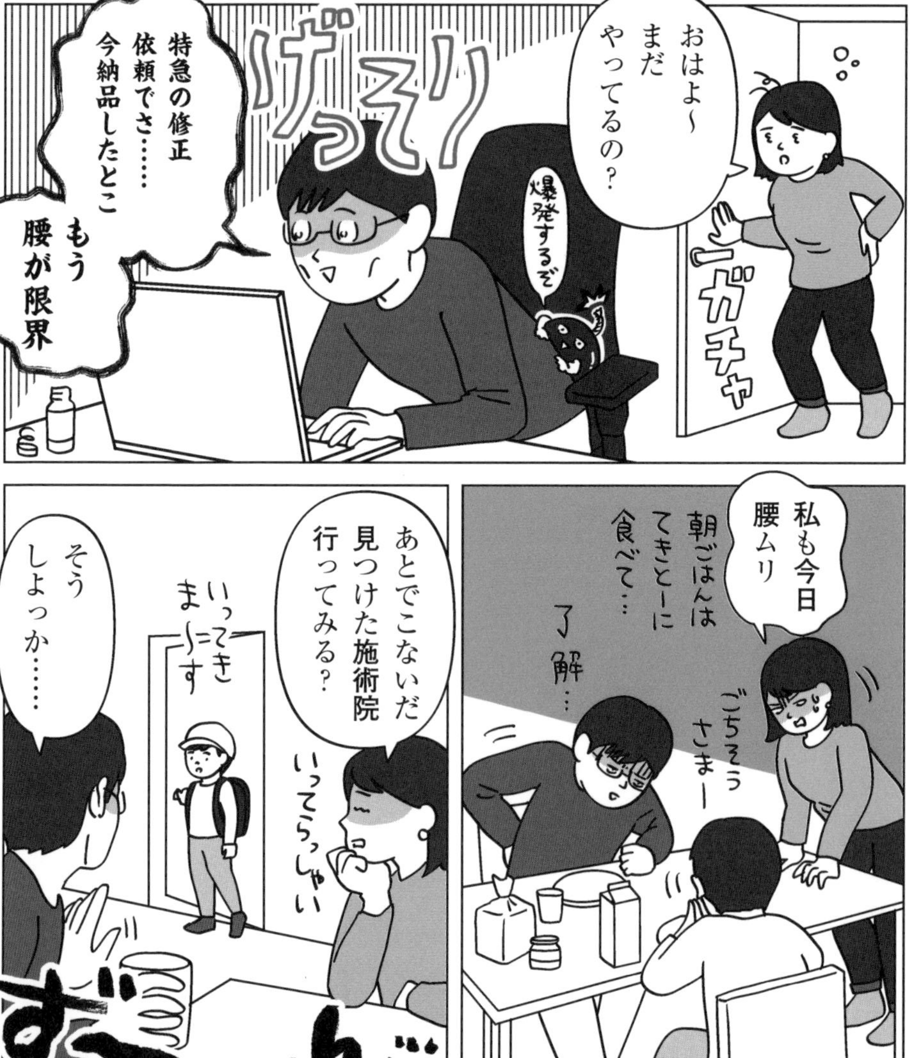
おはよ〜
まだ
やってるの？
ガチャ
爆発するぞ
げっそり
特急の修正
依頼でさ……
今納品したとこ
もう
腰が限界
私も今日
腰ムリ
朝ごはんは
てきとーに
食べて…
了解…
ごちそう
さまー
あとでこないだ
見つけた施術院
行ってみる？
いってらっしゃい
いってき
ま〜す
そう
しよっか……
ずど〜ん

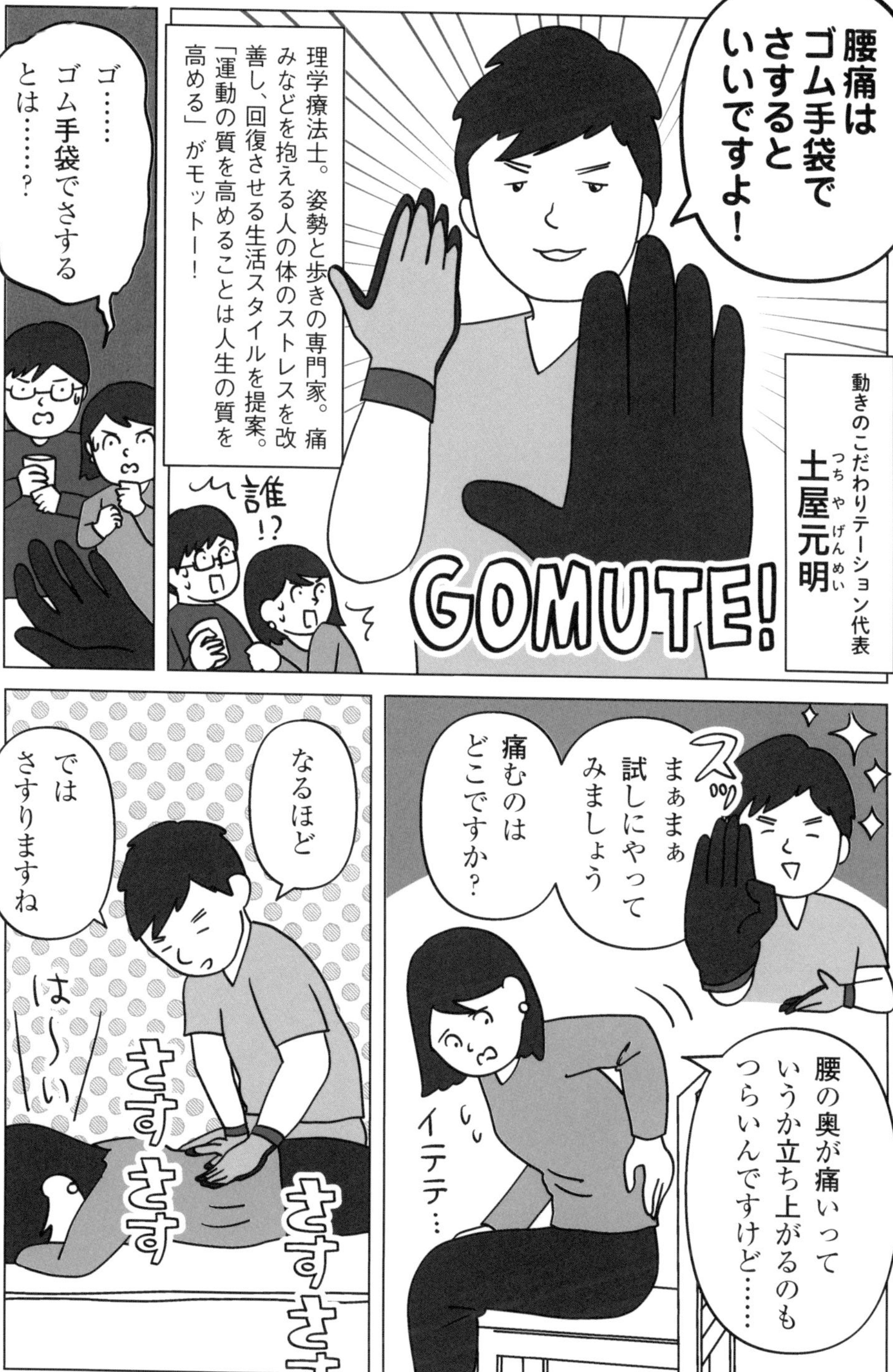
腰痛はゴム手袋でさするといいですよ！
動きのこだわりテーション代表
土屋《つちや》元明《げんめい》
GOMUTE!
理学療法士。姿勢と歩きの専門家。痛みなどを抱える人の体のストレスを改善し、回復させる生活スタイルを提案。「運動の質を高めることは人生の質を高める」がモットー！
誰!?
ゴ……ゴム手袋でさするとは……？
スッ
まぁまぁ試しにやってみましょう
痛むのはどこですか？
腰の奥が痛いっていうか立ち上がるのもつらいんですけど……
いぃ
イテテ…
なるほど
ではさすりますね
は〜い
さすさす
さすさす

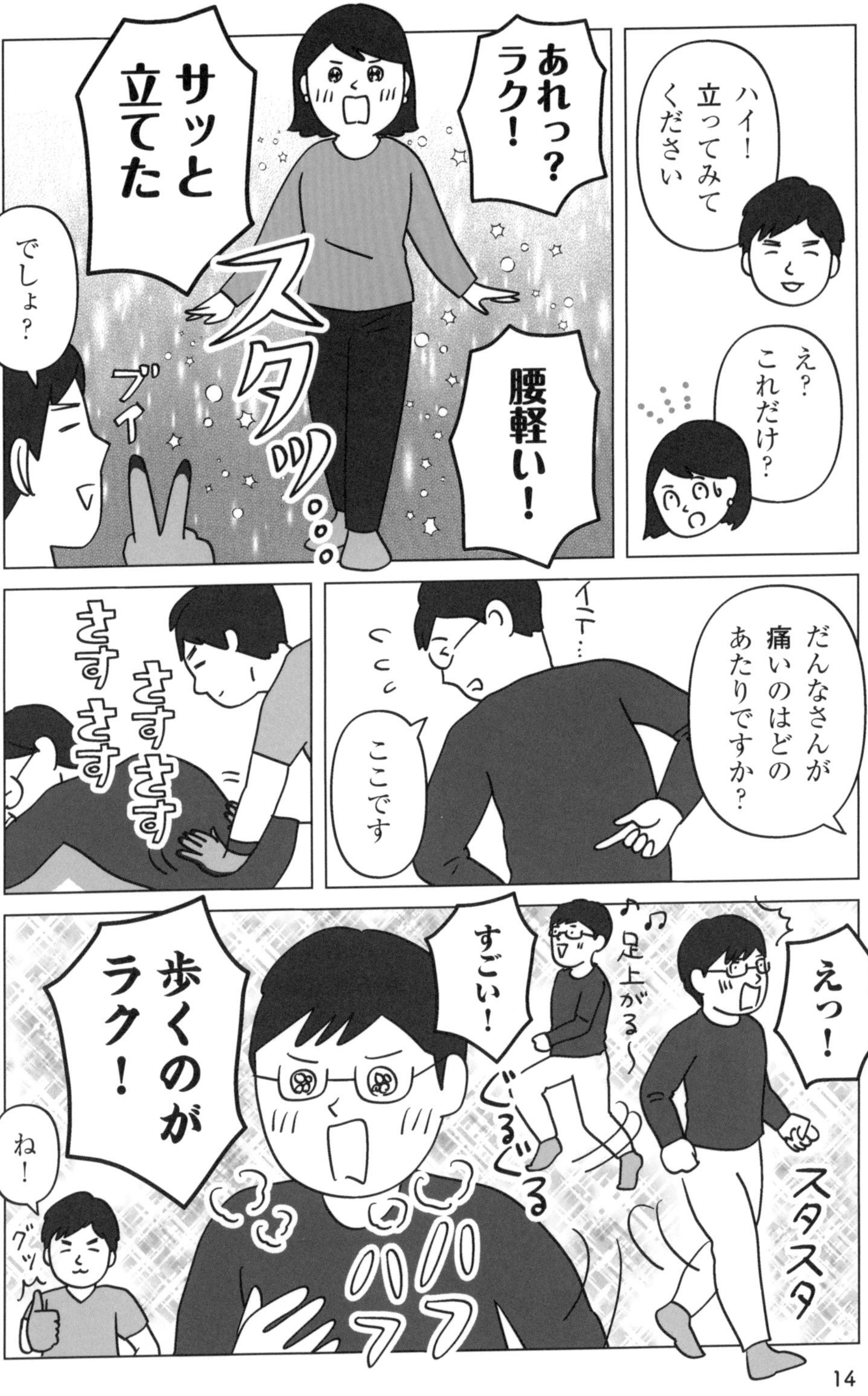
ハイ！立ってみてください
え？これだけ？
あれっ？ラク！
サッと立てた
腰軽い！
スタッ
ブイ
でしょ？
イテ…
だんなさんが痛いのはどのあたりですか？
ここです
さすさす
さすさす
えっ！
♪足上がる〜♪
すごい！
歩くのがラク！
ぐるぐる
スタスタ
ね！
グッ

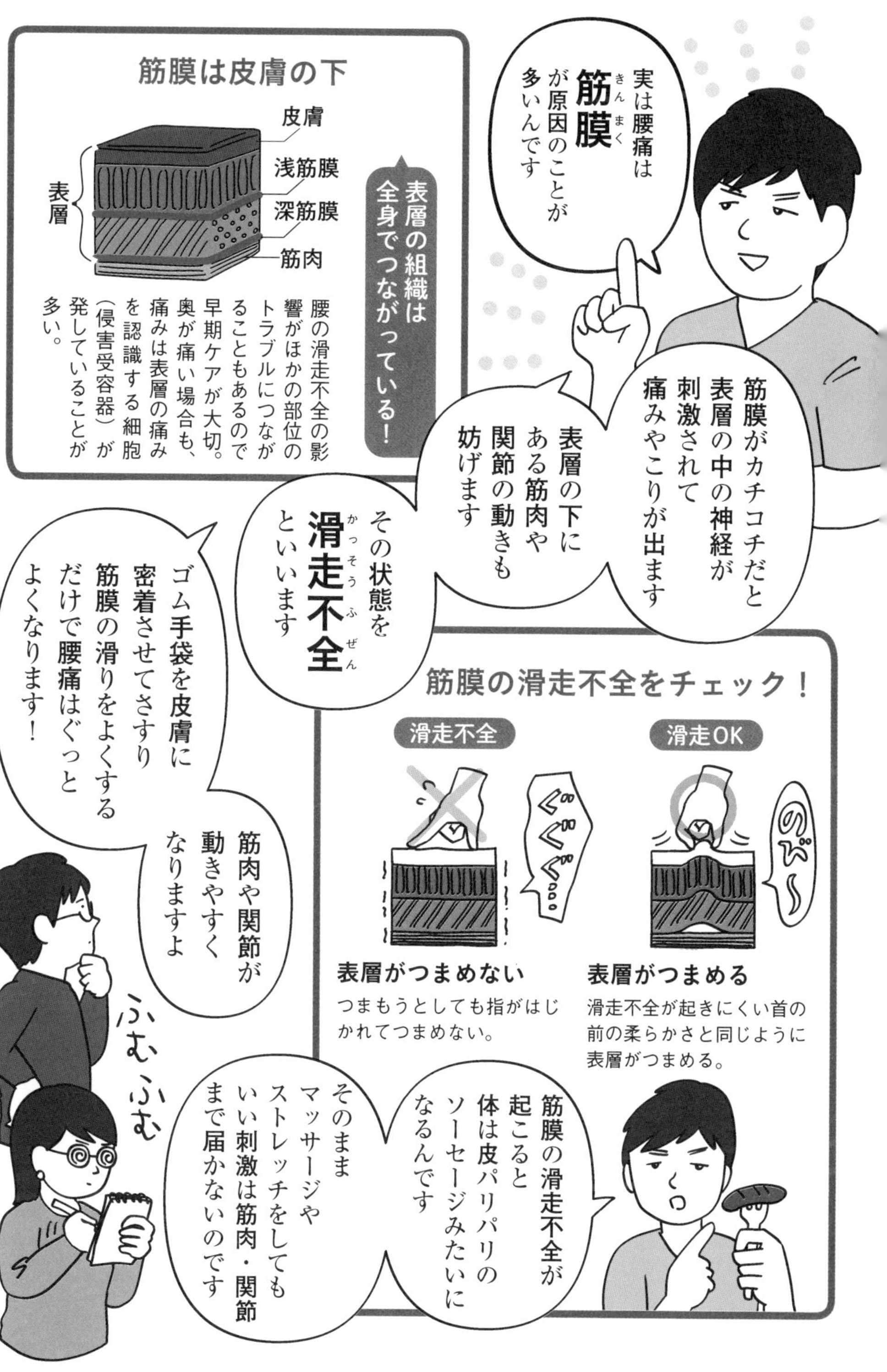

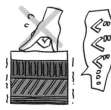

実は腰痛は筋《きん》膜《まく》が原因のことが多いんです
筋膜は皮膚の下
皮膚
浅筋膜
深筋膜
筋肉
表層
表層の組織は全身でつながっている!
腰の滑走不全の影響がほかの部位のトラブルにつながることもあるので早期ケアが大切。奥が痛い場合も、痛みは表層の痛みを認識する細胞（侵害受容器）が発していることが多い。
筋膜がカチコチだと表層の中の神経が刺激されて痛みやこりが出ます
表層の下にある筋肉や関節の動きも妨げます
その状態を滑《かっ》走《そう》不《ふ》全《ぜん》といいます
ゴム手袋を皮膚に密着させてさすり筋膜の滑りをよくするだけで腰痛はぐっとよくなります!
筋肉や関節が動きやすくなりますよ
ふむふむ
筋膜の滑走不全をチェック!
滑走不全
ぐぐぐ…
表層がつまめない
つまもうとしても指がはじかれてつまめない。
滑走OK
のび〜
表層がつまめる
滑走不全が起きにくい首の前の柔らかさと同じように表層がつまめる。
筋膜の滑走不全が起こると体は皮パリパリのソーセージみたいになるんです
そのままマッサージやストレッチをしてもいい刺激は筋肉・関節まで届かないのです

筋膜の滑走不全を解消する

ゴム手袋さすり

❶ 手袋をはめた手を痛みがある部分の皮膚に密着させる

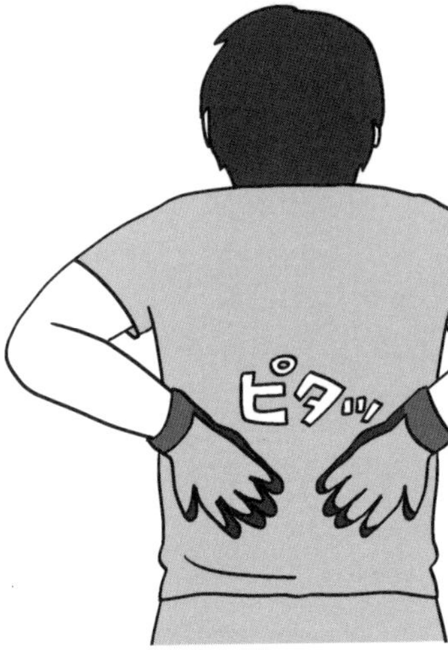
ピタッ

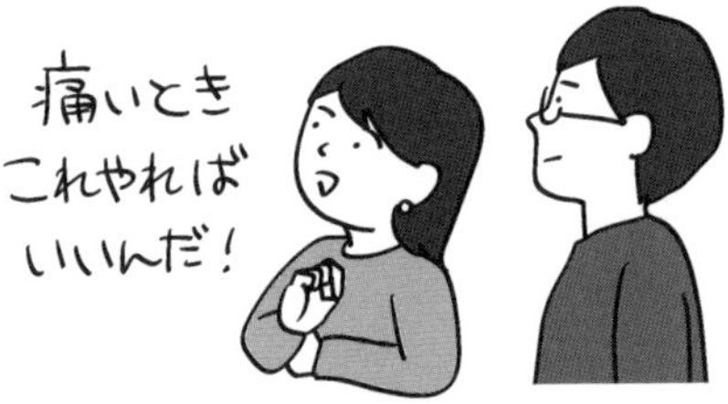
痛いとき
これやれば
いいんだ!

イラストでは服の上から行っていますが、肌に直接手を当てるのが理想的です

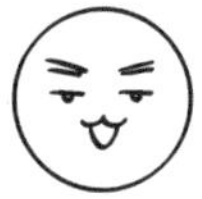

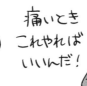

❷ 皮膚をやさしく上下左右に動かす

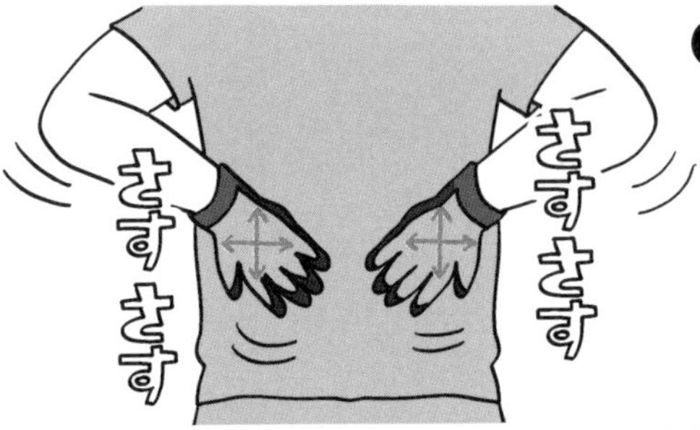
さすさす
さすさす

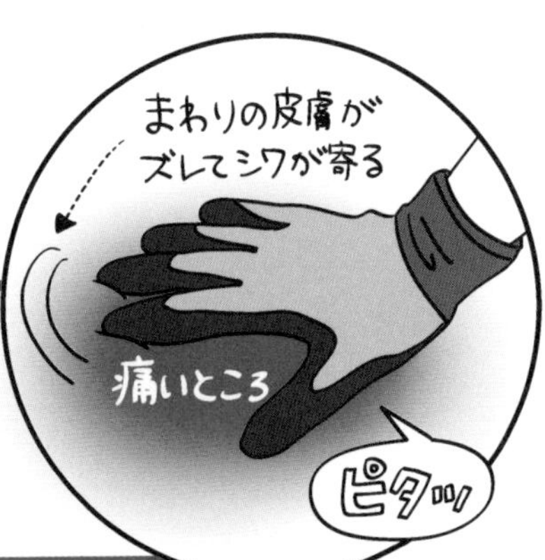
まわりの皮膚がズレてシワが寄る
痛いところ
ピタッ

滑走不全のケアは痛いところの表層をしっかりとらえて行うのが効果的。手袋をするから、ねらいからズレません。

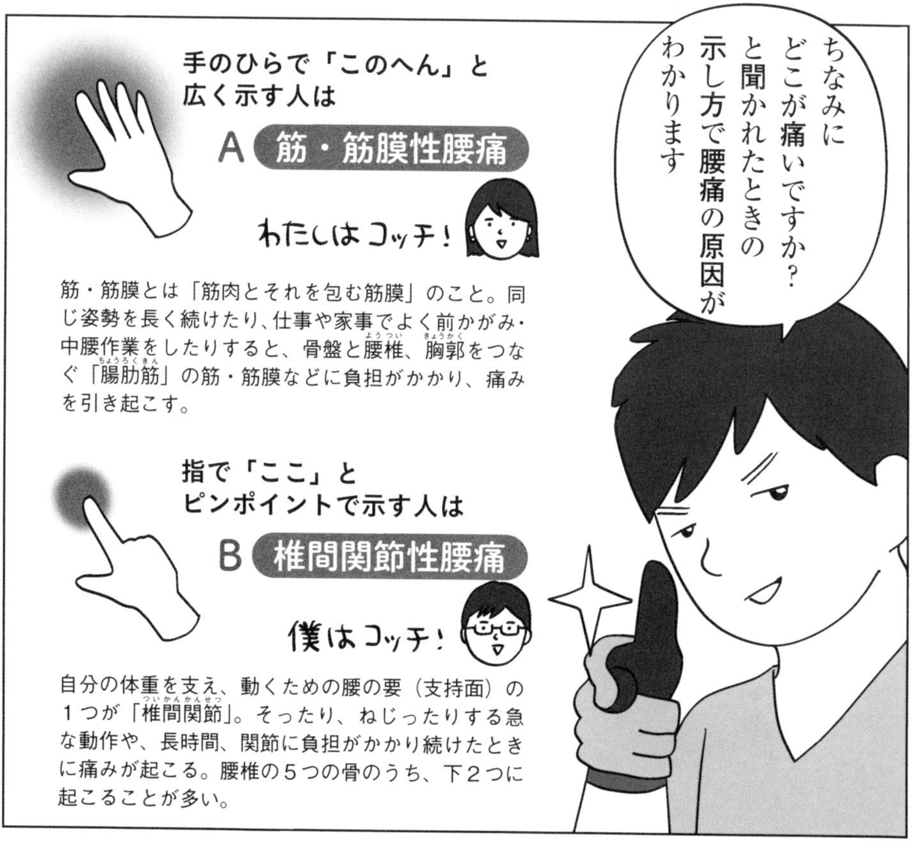
ちなみに
どこが痛いですか？
と聞かれたときの
示し方で腰痛の原因が
わかります
手のひらで「このへん」と
広く示す人は
A 筋・筋膜性腰痛
わたしはコッチ！
筋・筋膜とは「筋肉とそれを包む筋膜」のこと。同じ姿勢を長く続けたり、仕事や家事でよく前かがみ・中腰作業をしたりすると、骨盤と腰椎《ようつい》、胸郭《きょうかく》をつなぐ「腸肋筋《ちょうろくきん》」の筋・筋膜などに負担がかかり、痛みを引き起こす。
指で「ここ」と
ピンポイントで示す人は
B 椎間関節性腰痛
僕はコッチ！
自分の体重を支え、動くための腰の要（支持面）の１つが「椎間関節《ついかんかんせつ》」。そったり、ねじったりする急な動作や、長時間、関節に負担がかかり続けたときに痛みが起こる。腰椎の５つの骨のうち、下２つに起こることが多い。

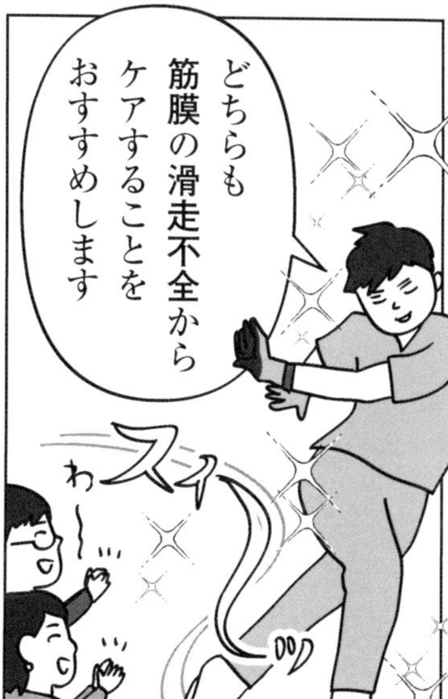
どちらも
筋膜の滑走不全から
ケアすることを
おすすめします
スィ
わ〜…

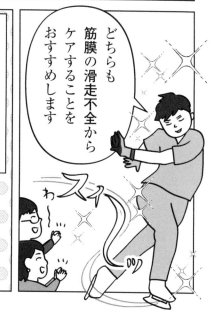

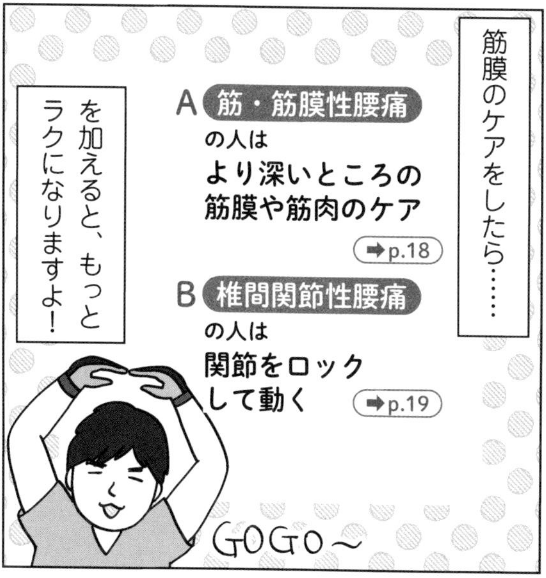
筋膜のケアをしたら……
A 筋・筋膜性腰痛
の人は
より深いところの
筋膜や筋肉のケア
➡p.18
B 椎間関節性腰痛
の人は
関節をロック
して動く
➡p.19
を加えると、もっと
ラクになりますよ！
GOGO〜

A 筋・筋膜性腰痛の人の+αケア

筋膜ゆる体操　筋肉つまみ

筋膜ゆる体操

「筋膜の滑走不全を解消するゴム手袋さすり」（16ページ）と同様に、手袋をはめた手を痛みがある部分の皮膚に密着させ、上下左右にさすりながら体を前後左右に動かす。

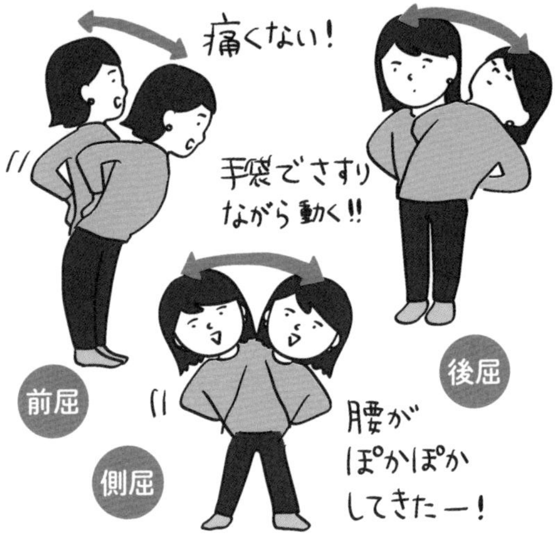

痛くない!
手袋でさすりながら動く!!
前屈
後屈
側屈
腰がぽかぽかしてきたー!

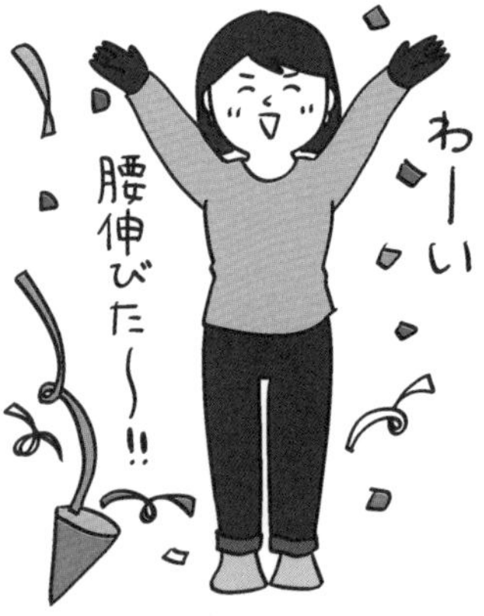

腰伸びた〜!!
わーい

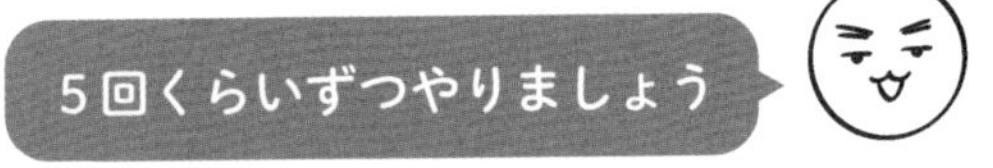

5回くらいずつやりましょう

筋肉つまみ

筋膜をほぐしたあとも痛みが残っていたら、その奥の筋肉をやさしくほぐす。

❶ 痛いところの皮膚を集めてつまみ30秒ほどゆらす

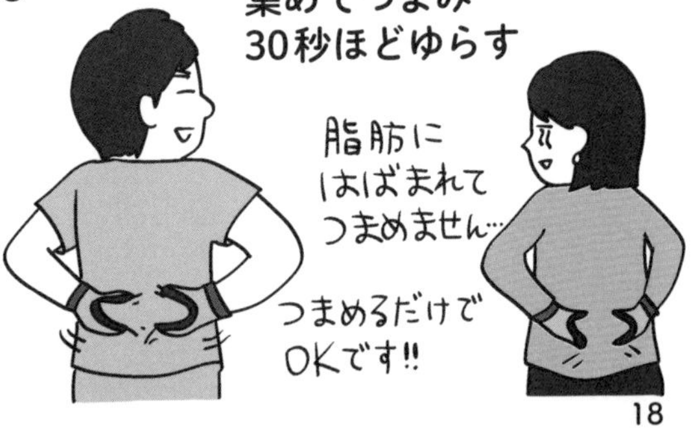

脂肪にはばまれてつまめません…
つまめるだけでOKです!!

❷ ①をやっても痛みが残っている人は指圧

指の腹を痛いところにつけ左右に動かす

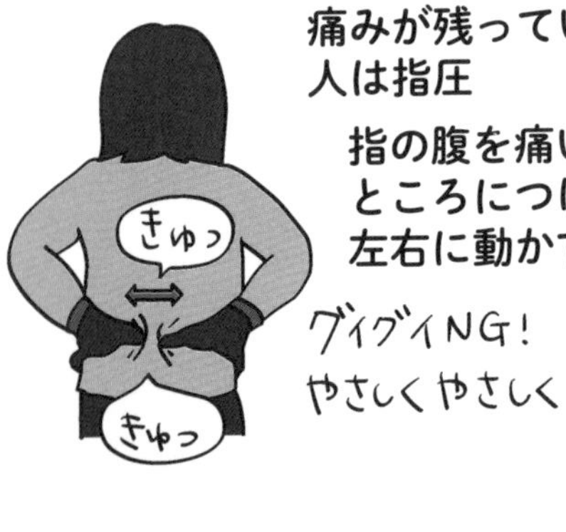

きゅっ
きゅっ
グイグイNG!
やさしくやさしく

B 椎間関節性腰痛の人の+αケア

関節ロック体操

筋膜ゆる体操

痛みを起こしている椎間関節を固定して、関節以外の筋肉などをしっかり使って体を動かす。体に「本来の動き方」を思い出させて、関節への負担を軽減する。

❶ 痛むところから3㎝下の皮膚を上に、痛むところまでずらして「関節をロック」する

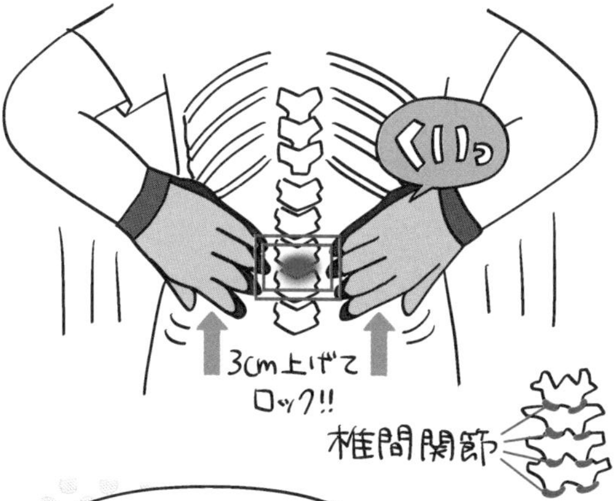
くりっ
3cm上げてロック!!
椎間関節

❷ ロックしたまま動く

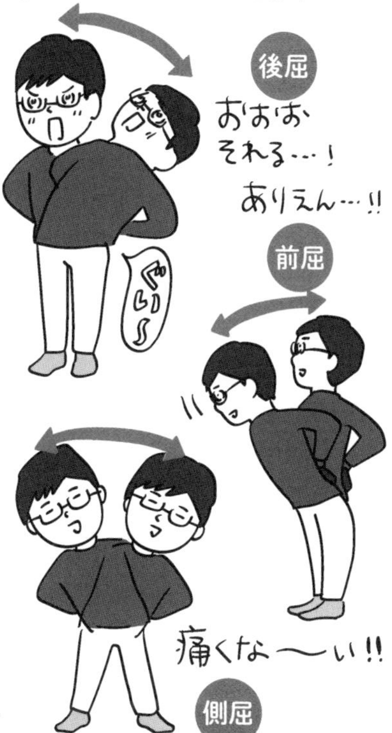
後屈
おおお それる…!
ありえん…!!
ぐい〜
前屈
痛くな〜い!!
側屈

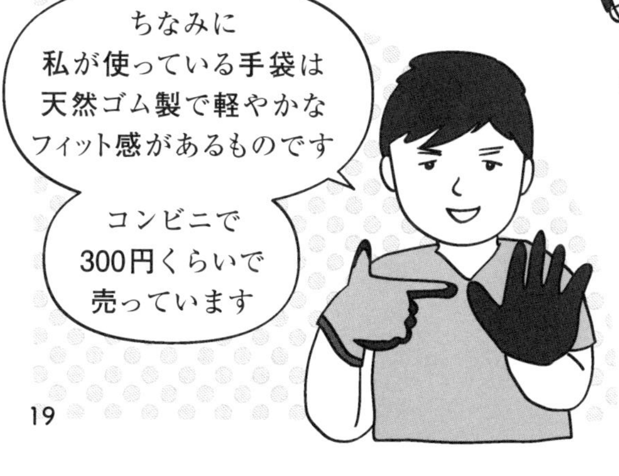
ちなみに
私が使っている手袋は
天然ゴム製で軽やかな
フィット感があるものです
コンビニで
300円くらいで
売っています

5回くらいずつやりましょう

column 1

即効性抜群の「筋膜」のケアを!
「自力メンテ」のファーストチョイス

最近、こりや痛みを訴える患者さんを見ていて、もっとも問題が多いのは「筋膜」だと感じています。とくに長い時間、同じ姿勢を続けていることが多いインドア派さんの腰痛や肩こりなどは「筋膜」が関係していることがほとんど! 筋膜のケアをすると多くのケースですぐに症状の改善が見られます。

自分でこりや痛みのケアをする場合も、最初に筋膜をターゲットにしたケアをしましょう! 筋肉や関節のケアを行うときにも、先に筋膜ケアを行っておくとより効果的です。

一般的にはこりや痛みを起こす場所というと筋肉や関節をイメージする人が多いかもしれません。筋膜は最近、脚光を浴びている組織で、まだよく知られていないため、まずは筋膜というものをイメージできるようにしましょう。

皮膚の構造はイラストのとおりで、皮膚から筋肉の間が「表層」。表層の下に筋肉があります。筋膜は、その名が表すとおり筋肉を包む膜です。ただしそれは深い部分にある「深筋膜《しんきんまく》」のことで、実はもう一つ、表層の浅い部分にも「浅筋膜《せんきんまく》」と呼ばれる筋膜があります。セルフケアのための知識としては「筋膜は皮膚に近い部分（表層）にある」と覚えておけばＯＫです！

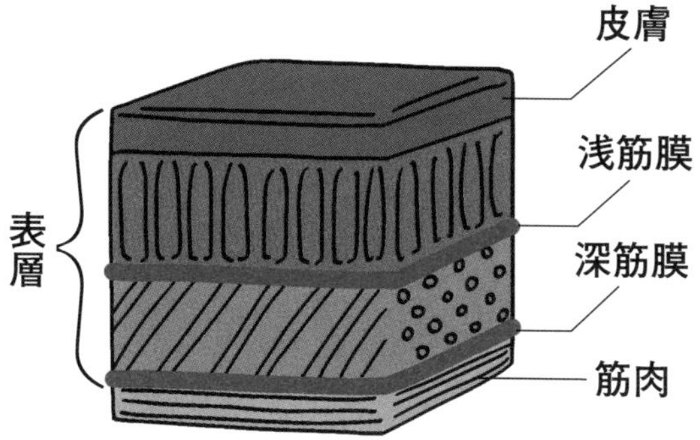

筋膜は全身でつながっていて、個々で独立している筋肉などと連動して、体がしなやかに動くのを助けています。もし筋膜がなかったら、人の動きは昔のロボットみたいにギクシャクしたものになってしまうかもしれません。

そもそもしなやかに動くことを助ける役割があるので筋膜自体は本来とても柔軟なのです。この柔軟性のことを専門的には「滑走」といい、それが悪くなることを「滑走不全」と呼びます。

体を動かすことが少ないと、筋膜はカチコチになってしまい（＝滑走不全）、体はしなやかに動けなくなって、筋肉や関節に本来ならかかることのない負担がかかります。表層には痛みを感じる神経もあるので、その神経が筋膜自体のカチコチさと、さらに奥の筋肉などの負担を、こりや痛みという信号で私たちに教えてくれます。これがこりや痛みといった症状のメカニズムの一つなのです。

しかし滑走不全やこり、痛みなどはX線検査では写らないので、このメカニズムが最近まであまり注目されていませんでした。ところが、こりや痛みの改善をめざすとき、まず表層をターゲットにして筋膜ケアを行うと比較的、即効性があるので、注目されるようになっています。

マンガではいくつか手袋を使って行う筋膜ケアの方法を紹介しています。主に表層の浅い部分の筋膜（浅筋膜）にアプローチするケア法で、力を入れないやさしいケアですが、十分な効果があります。

筋膜は滑走不全を起こしていても、やさしく動かしてあげれば、わりとすぐに柔軟性を回復させるもの。数十秒のケアで効果を感じられるのが筋膜ケアの特長です。作業の合間など、こりや痛みを感じたらすぐに、それを解消できるのがいいですよね。

一方、その効果はあまり長続きしません。再び同じ姿勢で作業をしなければならないときなどは、こりや痛みが再発してしまいます。ですから、そのような場合は合間にストレッチで体をほぐしたり、予防的に紹介している手袋でのケア法を行ったりして、こりや痛みの再発を防ぐようにしましょう！

column 2

「痛みが出る動作」をはさむとケアの効果が実感できる！

セルフケアが成功するコツ

こりや痛みのセルフケアは、すぐに効果が実感できて、セルフケアにハマれるくらい楽しくなると続けやすい。そこで一つ、コツがあります。ケア法を実践する前としたあとに「いつも痛みが出る動作をやってみる」ことです。たったそれだけで、効果の有無がリアルにわかるので、効いていれば続けるモチベーションがもて、効かなかったら「次の方法」へと切り替えられます。

実は、慢性的なこりや痛みがある人には、効いているのか、いないのかわからないけれど、よいと言われているケアだからやっている、いろいろなケア法をなんとなく続け、半ばあきらめの心境で症状と共存している人がとても多いです。

けれど、そんなセルフケアはもったいない！　自分に合うケア法と最速で出会って、ラクになりましょう。そのためにケア法の前後に症状が出る動作をはさみ、症状の変化を感じて、効果を実感することが大切です。
たとえば、朝、顔を洗うときなど、前にかがむと腰が痛い人の場合、筋膜ケアの前にかがんでみて、そのときの痛みの度合いを評価しておきます。数値化しておくとわかりやすいので「とても痛い10点↔痛くない0点」の何点くらいか、判断しておきましょう。

その後、ケア法を実践したら再び前にかがんでみて、痛みは何点かジャッジします。する前「8点」が、したあと「3点」になったら、5点分の痛みが改善したことになり、効果があるとわかります。一方、ケアをしたあと「6点」だったら、2点分の痛みが改善した、ということ。あまり効果はなかったわけです。

目安として「痛みが半減」以上ならそのケア法が合っているので、しばらく続けてみましょう。効果がない場合は、違うケア法に切り替えてください。ひと口に「筋膜性腰痛」などといっても実際の痛み方など症状は十人十色なので、自分の症状と照らし合わせながらケア法を選ぶのがラクになる早道です。

自分に合ったケアでこりや痛みがとれると、自分の体を大事にしている自信も高まり、コンディションの維持にもつながるため、大切なことです。

筋膜ほぐし

2 肩こり

「ゴム手袋つまみ」で軽くなる

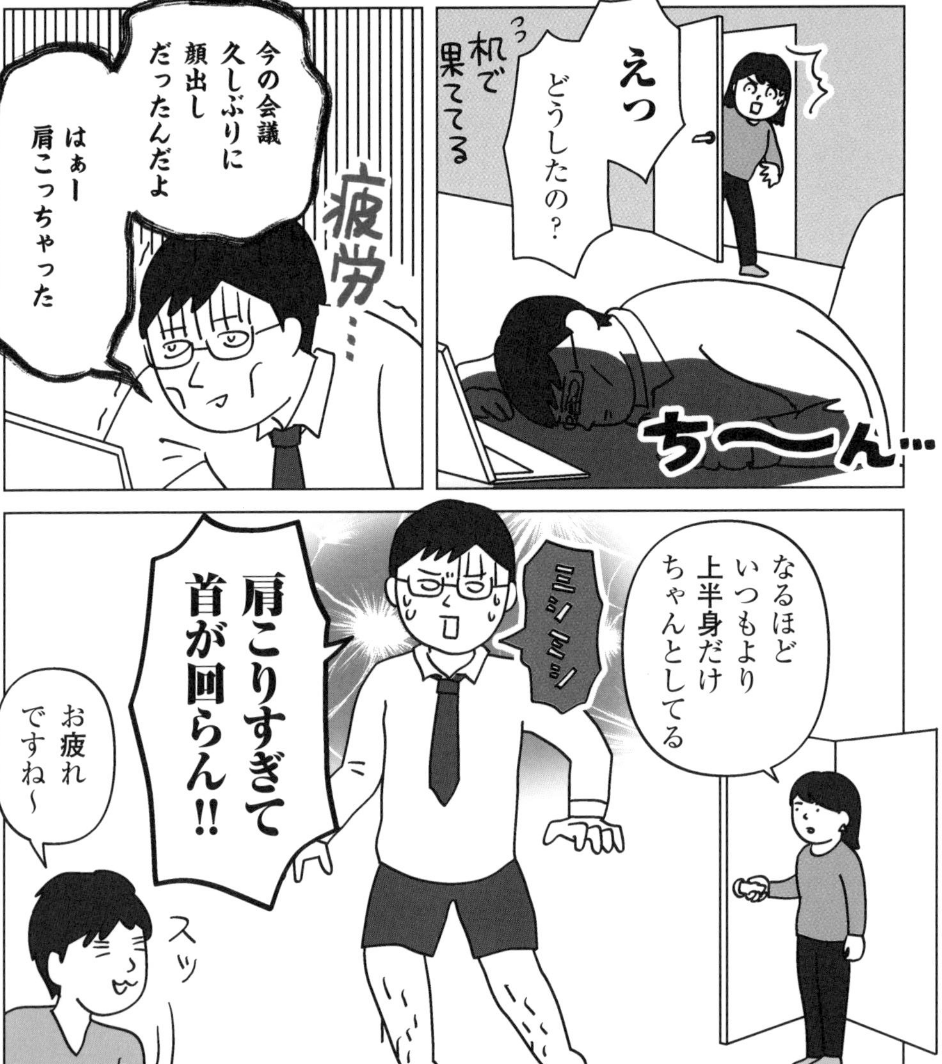
えっ
どうしたの？
つっ机で果ててる
ちーーん…
今の会議久しぶりに顔出しだったんだよ
はぁー肩こっちゃった
疲労…
なるほどいつもより上半身だけちゃんとしてる
ミシミシ
肩こりすぎて首が回らん!!
お疲れですね～
スッ

肩こり筋をほぐしましょう

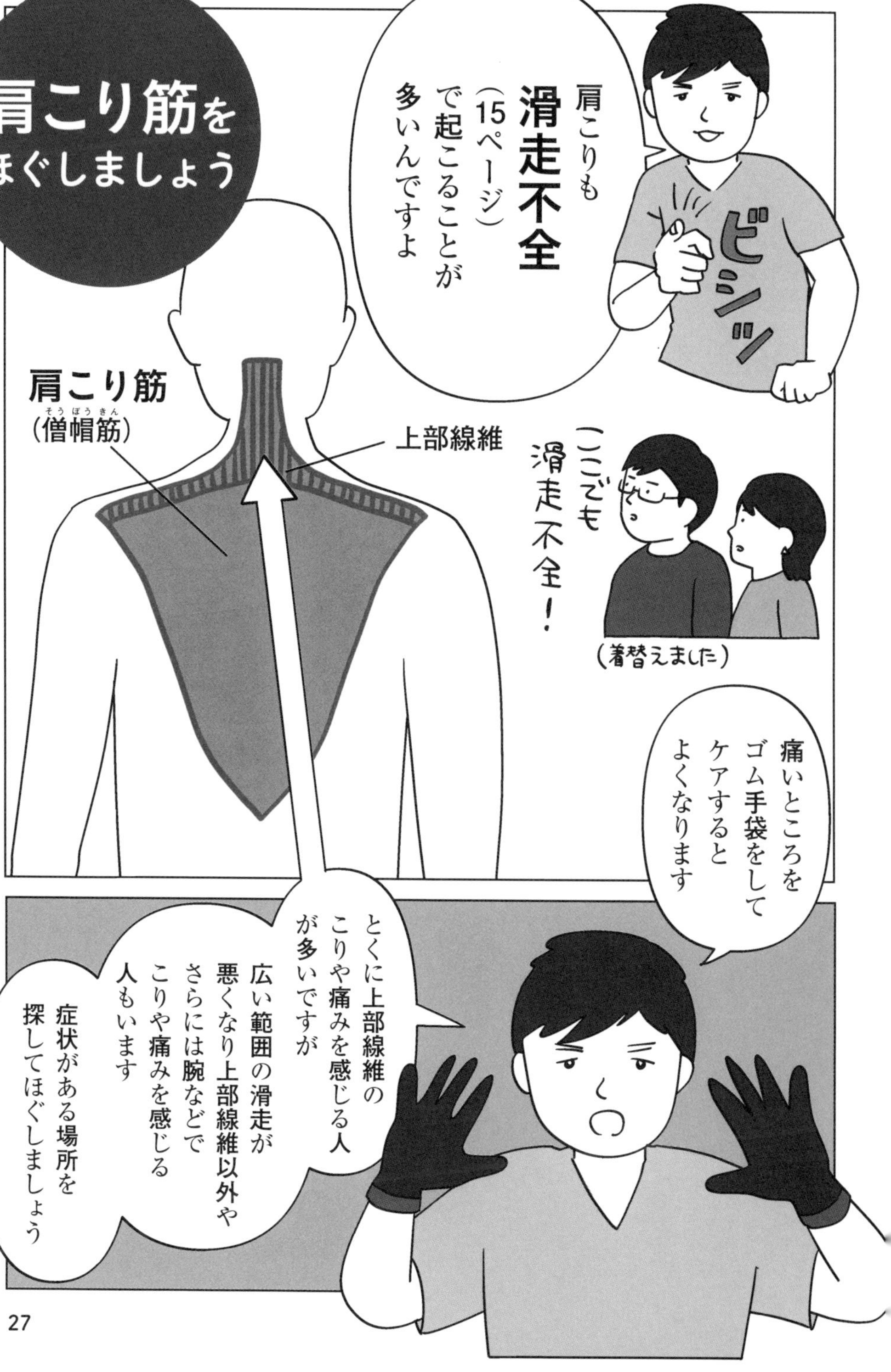

肩こりも滑走不全（15ページ）で起こることが多いんですよ
ビシッ
肩こり筋（僧帽筋《そうぼうきん》）
上部線維
ここでも滑走不全！
（着替えました）
痛いところをゴム手袋をしてケアするとよくなります
とくに上部線維のこりや痛みを感じる人が多いですが
広い範囲の滑走が悪くなり上部線維以外やさらには腕などでこりや痛みを感じる人もいます
症状がある場所を探してほぐしましょう

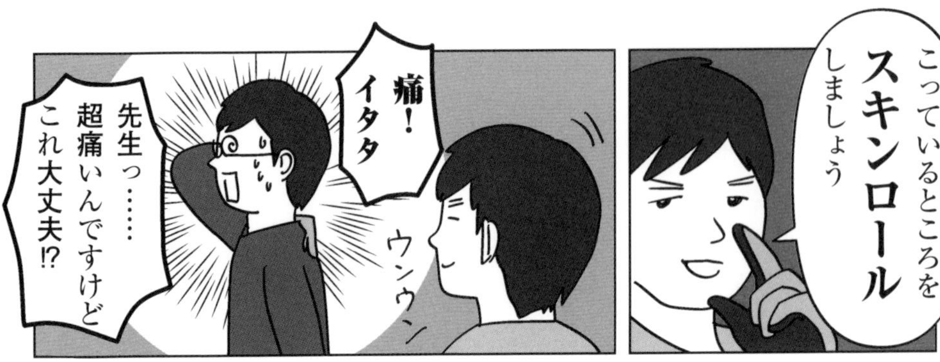
こっているところを
スキンロール
しましょう
痛！
イタタ
ウンウン
先生っ……
超痛いんですけど
これ大丈夫⁉

しつこい肩こりを解消する
肩こり筋（僧帽筋）スキンロール

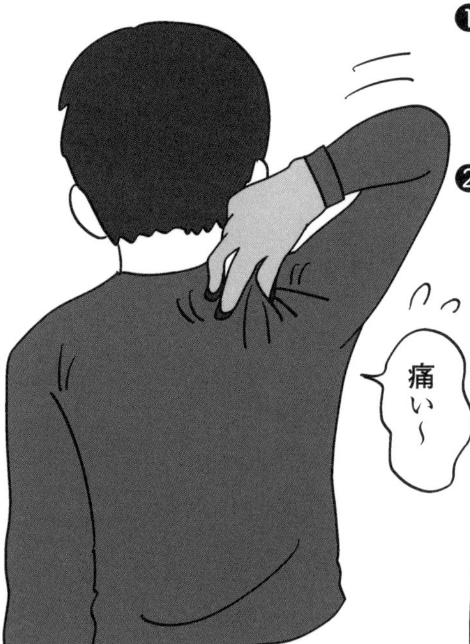
痛い〜

❶ ゴム手袋をつけた手の中指・人さし指・親指の腹でこりや痛みがある場所をやさしくつまむ

❷ 皮膚をつまんだまま、指を交互に動かしながら、つまんでいる位置を少しずつずらし、変えていく。軽い力でつまむようにし、痛みをちょっとがまんして５回やってみる

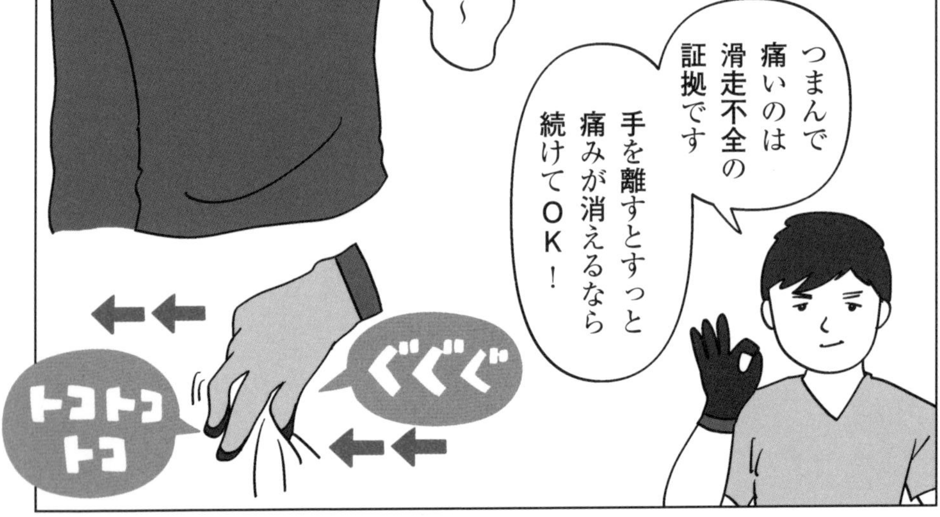
つまんで
痛いのは
滑走不全の
証拠です
手を離すとすっと
痛みが消えるなら
続けてＯＫ！
トコトコ
トコ
ぐぐぐ

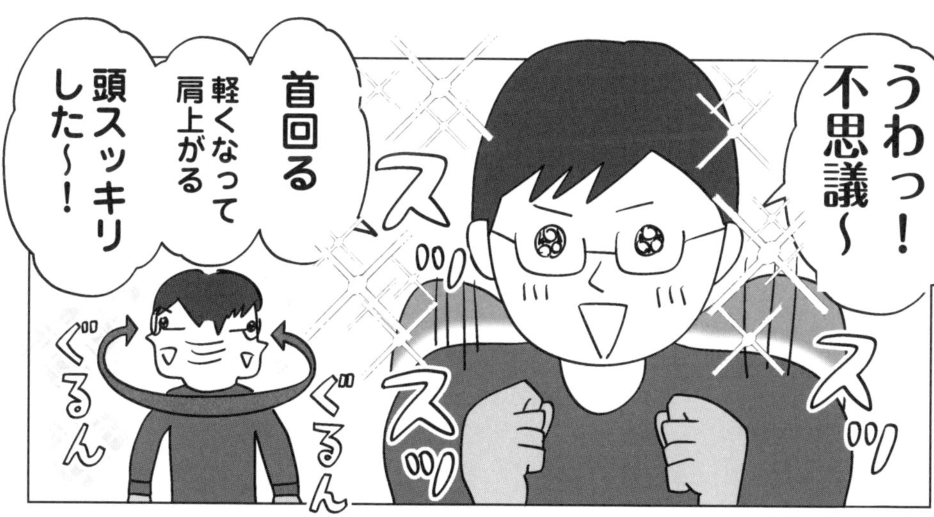
うわっ！
不思議〜
スッ
スッ
スッ
首回る
軽くなって
肩上がる
頭スッキリ
した〜！
ぐるん
ぐるん

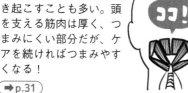

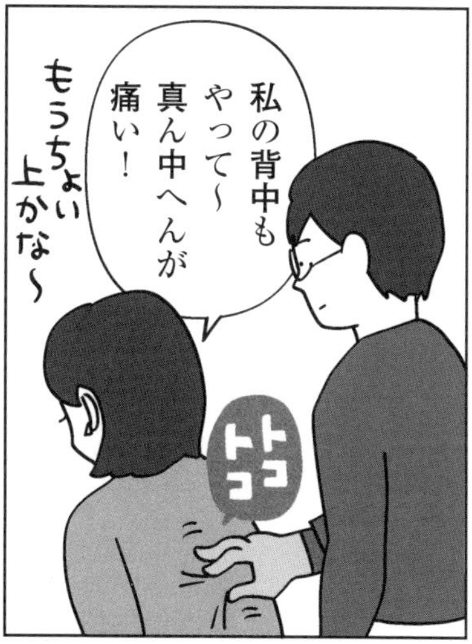
私の背中も
やって〜
真ん中へんが
痛い！
もうちょい
上かな〜
トコトコ

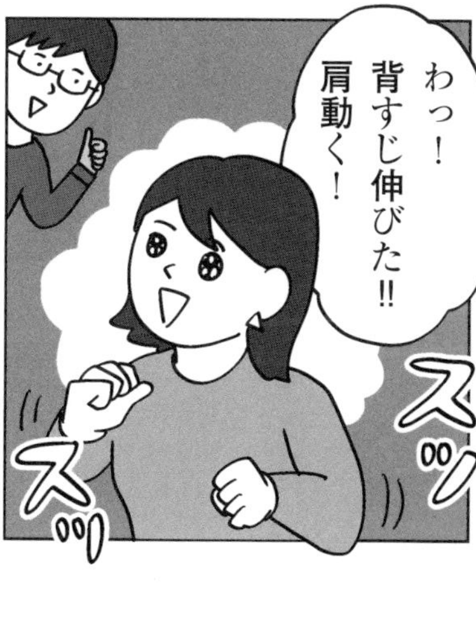
わっ！
背すじ伸びた!!
肩動く！
スッ
スッ

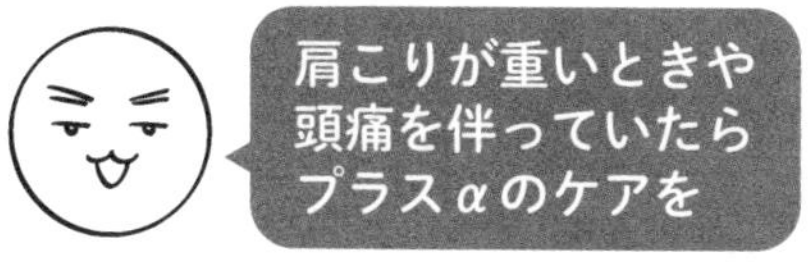
肩こりが重いときや
頭痛を伴っていたら
プラスαのケアを

スキンロールだけではスッキリしない人

C 肩甲挙筋 のケアをプラス

肩こり筋より深いところにある「肩甲挙筋」とその周辺の神経がこりや痛みの原因となり、症状を悪化させることもある。

➡p.30

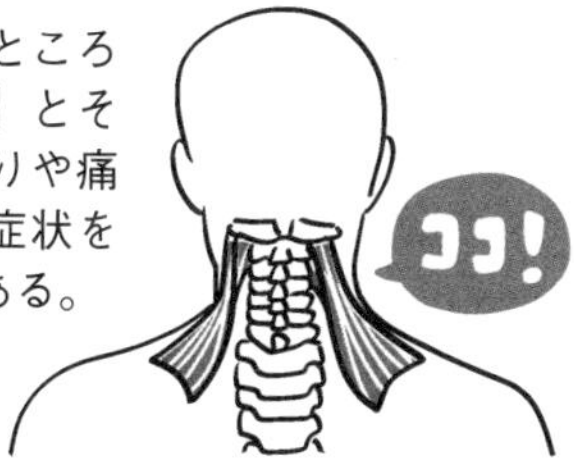
ココ！

頭痛もある人

D 後頭下筋群 のケアをプラス

「頭部の深部筋」が肩こりを悪化させ、頭痛を引き起こすことも多い。頭を支える筋肉は厚く、つまみにくい部分だが、ケアを続ければつまみやすくなる！

➡p.31

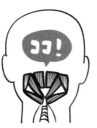

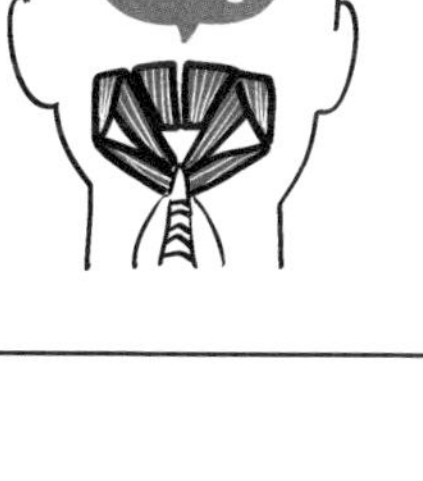
ココ！

肩・首がほぐれ軽くなる
C 肩甲挙筋《けんこうきょきん》のケア

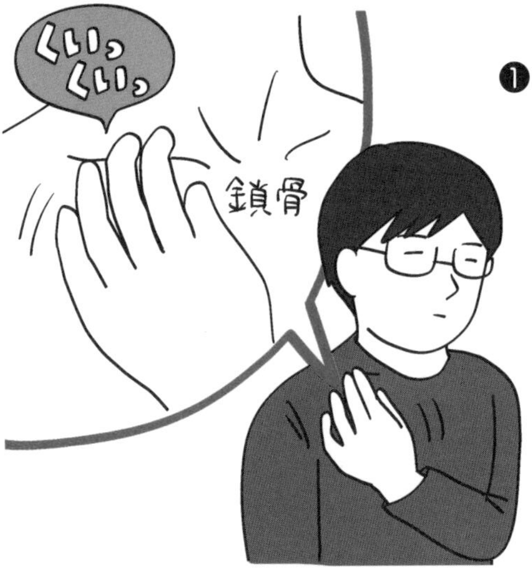
くいっ
くいっ
鎖骨

❶ 右の肩甲挙筋をほぐすなら、
右の鎖骨のくぼみに
左手の人さし指と中指を入れ、
突き当たったところを
やさしくほぐす

❷ 指を当てたまま
頭を左右に倒す

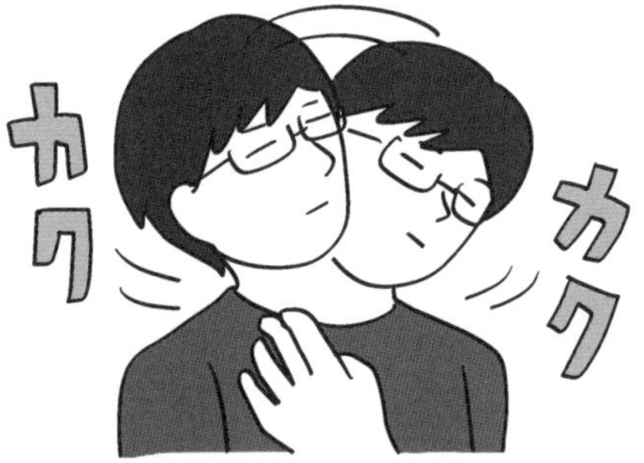
カク
カク

❸ 指を当てたまま
肩を回すように動かす
＊腕ではなく、肩甲骨を
回すイメージで！

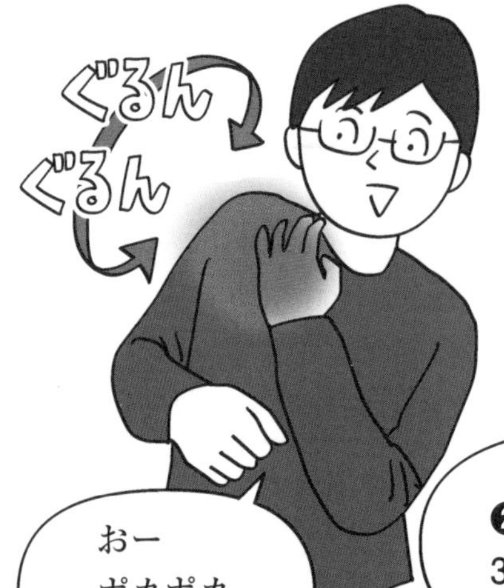
ぐるん
ぐるん
おー
ポカポカ
してきた！

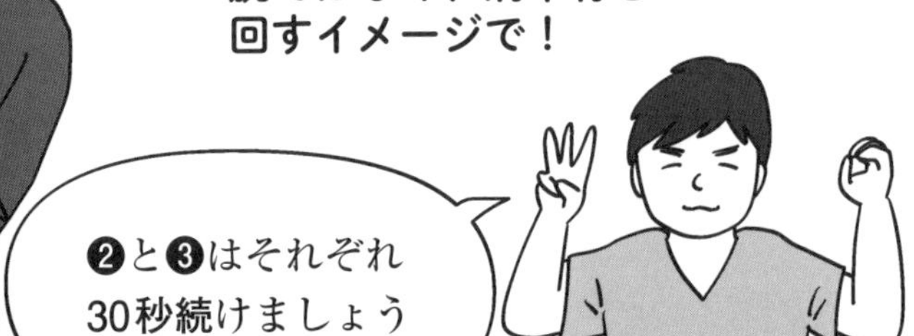
❷と❸はそれぞれ
30秒続けましょう

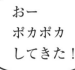

こりと頭痛をラクにする

D 後頭《こうとう》下《か》筋群《きんぐん》のケア

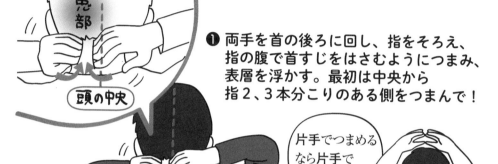

❶ 両手を首の後ろに回し、指をそろえ、指の腹で首すじをはさむようにつまみ、表層を浮かす。最初は中央から指２、３本分こりのある側をつまんで！

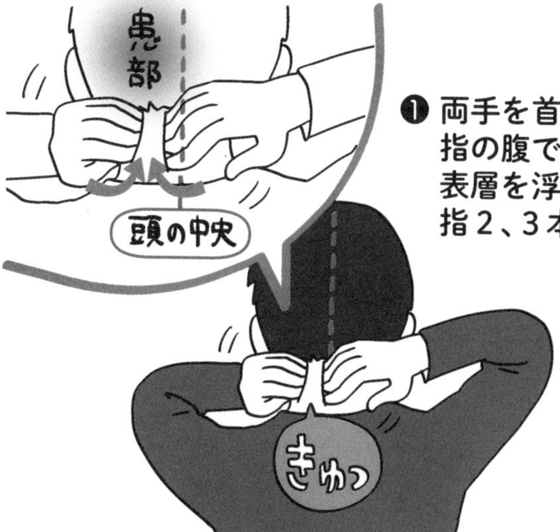
患部
頭の中央
きゅっ

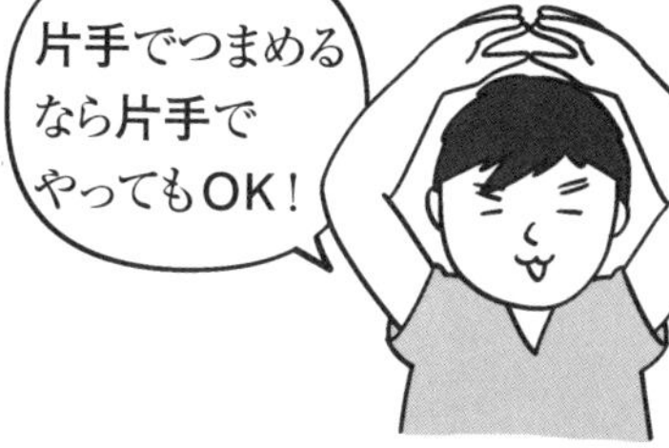
片手でつまめる
なら片手で
やってもOK！

❷ つまんだまま、あごを左右に振る

❸ つまむところを徐々に中央へずらしながら、それぞれの位置で②を行う

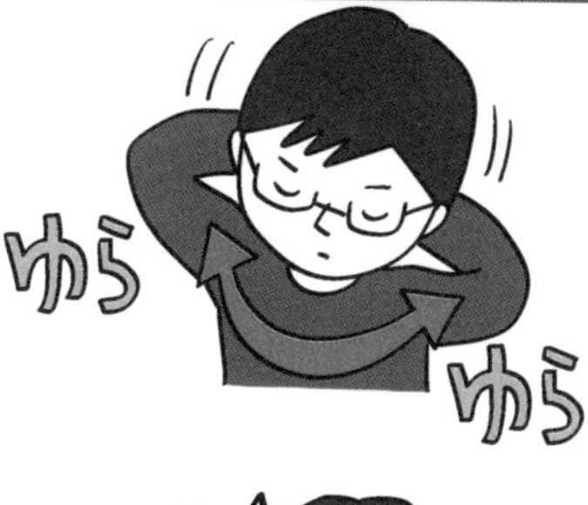
ゆら
ゆら

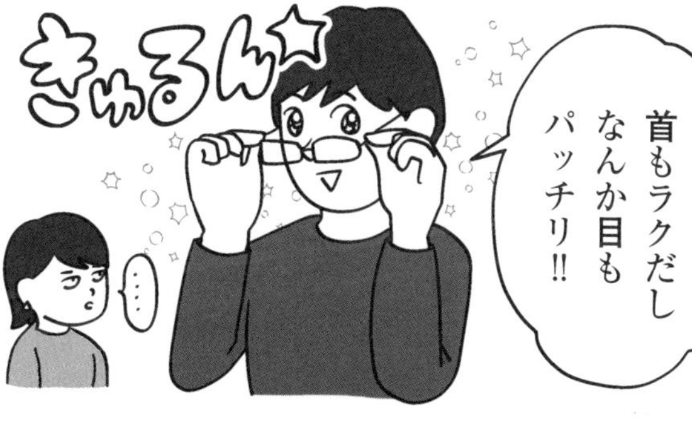
きゅるん☆
首もラクだし
なんか目も
パッチリ!!

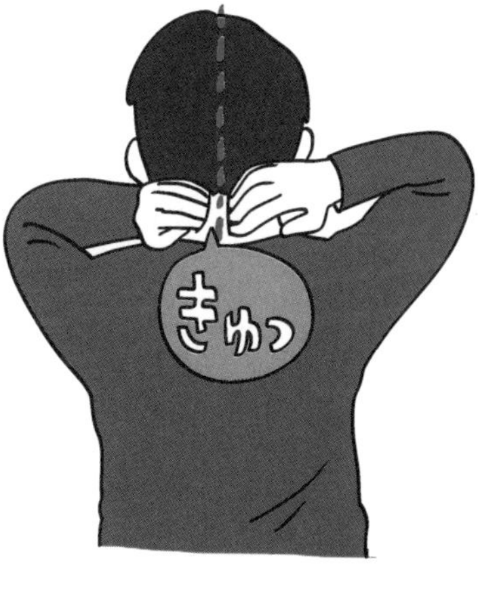
きゅっ

column 3

肩こりケアで痛い場所が変わるのは効果ありの証拠！

意外な痛み解消の「きざし」

肩こりのケアをしていると痛みを感じる場所が変わっていくことがあります。それは簡単に言えば、セルフケアが効いている証拠。ケアが効き、肩全体がラクになる「きざし」とよろこんで、あらためて痛いところを同じようにケアしましょう。

たとえば首の根元が触れられないほど痛かったのに、セルフケアをしたら、根元は痛くなくなったものの、その下のほう、肩甲骨あたりが痛くなった。そんな具合に、痛い場所が移動したとします。

最初に根元が痛いと思っていたのは、そのときいちばんこっていた場所がそこだったから。おそらく肩甲骨周辺にもこりは及んでいたでしょう。セルフケアで根元のこりがほぐれると、肩甲骨のこりが際立って、痛い場所が変わったと感じます。実際には変わったわけではないですが、そう感じるわけです。

そもそも筋膜はつながっているので、「今いちばん痛い場所」のケアをしながら、あらかじめ周囲もさするなどして、筋膜の滑走を促しておくのもいいです。別の痛みの陰に隠れているこりや痛みを、隠れているうちに解消してしまうのです。

「手当て」という言葉があるとおり、あなた自身やパートナーの手を肌に当て、さするケアは、心身の緊張をほぐし、血行をよくしてくれるので、悪いことは何もありません。痛みがある場所のセルフケアをするとき、余裕があったら周囲も「手当て」を広げてください。

なお、肩こりなどのセルフケアで「痛い場所が、痛すぎてつまめない！」と言う人も多いですが、つまんだ手を離したら、さっと痛みが消える場合は、軽い力でつまむようにして、ケアを続けてみましょう。

つまむと思わず叫び声が出るほど痛い。それは滑走不全の場所をバッチリつまめているからです。セルフケアを続けると、少しずつラクになりますよ！

私が患者さんの滑走不全をとらえたケアをすると、叫ぶほどだった痛みがさっと消えて、「魔法を使ったの？」なんて言われます。それくらい効くので、安心して試してみてください。

筋膜ほぐし

3 最近膝が痛くなってきた

「お皿ムーブ」で動ける膝に

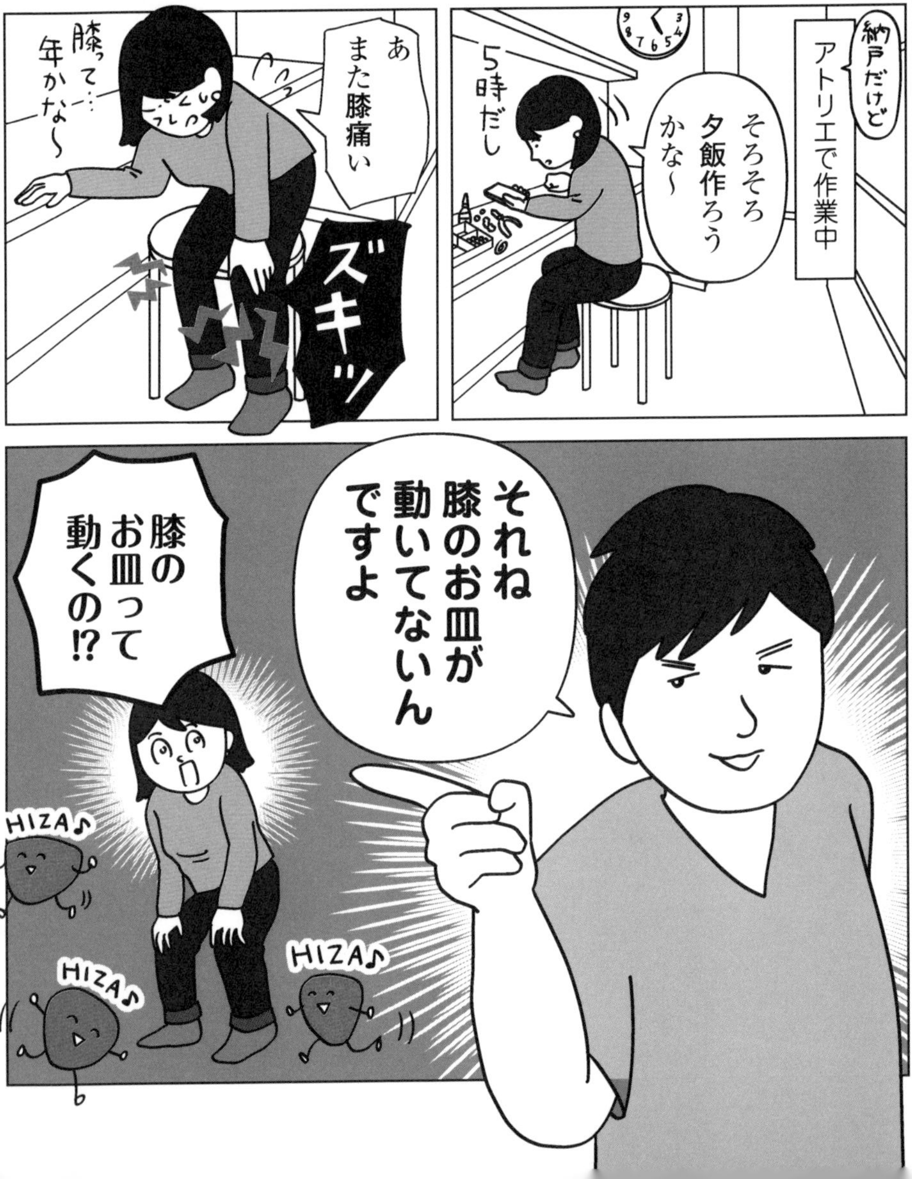
アトリエで作業中
納戸だけど
そろそろ夕飯作ろうかな～
5時だし
あ また膝痛い
ズキッ
膝って… 年かな～
それね 膝のお皿が動いてないんですよ
膝のお皿って動くの!?
HIZA♪
HIZA♪
HIZA♪

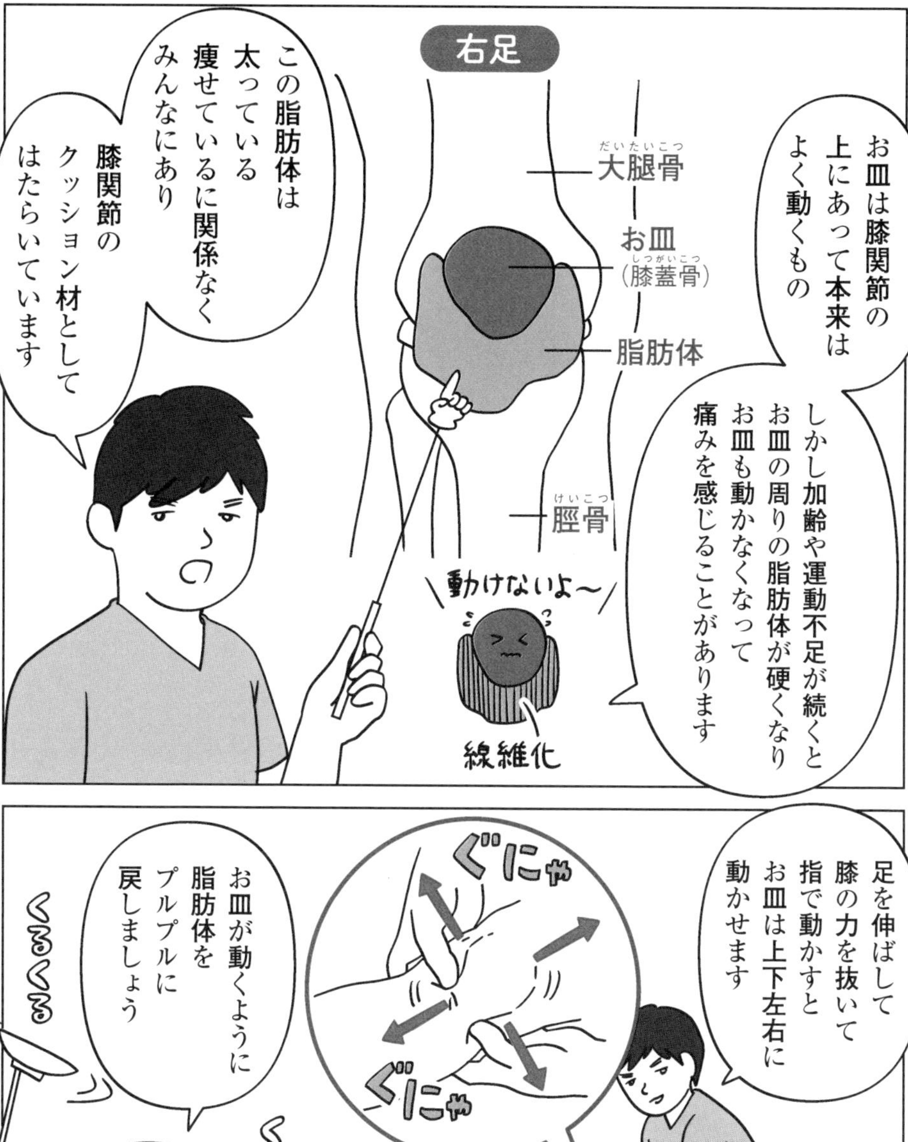
右足
お皿は膝関節の上にあって本来はよく動くもの
大腿骨《だいたいこつ》
お皿
(膝蓋骨《しつがいこつ》)
脂肪体
脛骨《けいこつ》
しかし加齢や運動不足が続くとお皿の周りの脂肪体が硬くなりお皿も動かなくなって痛みを感じることがあります
動けないよ～
線維化
この脂肪体は太っている痩せているに関係なくみんなにあり
膝関節のクッション材としてはたらいています
足を伸ばして膝の力を抜いて指で動かすとお皿は上下左右に動かせます
ぐにゃ
ぐにゃ
どんどん動かしてOK!
お皿が動くように脂肪体をプルプルに戻しましょう
くるくる
くるくる

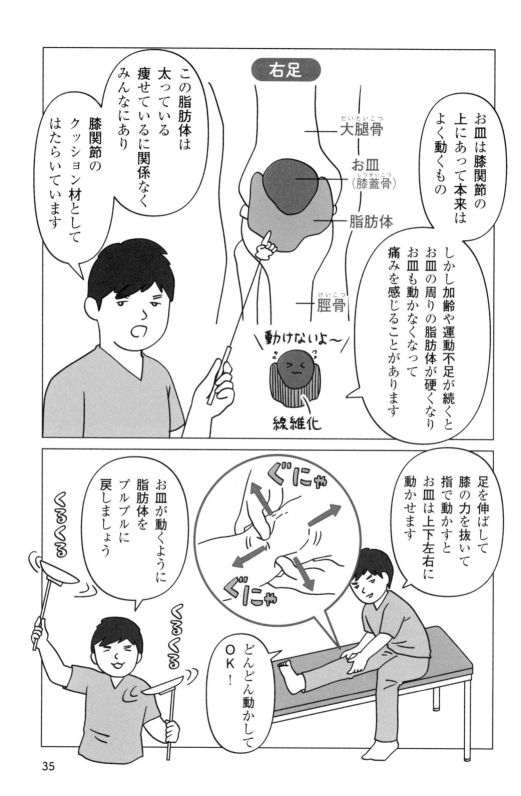

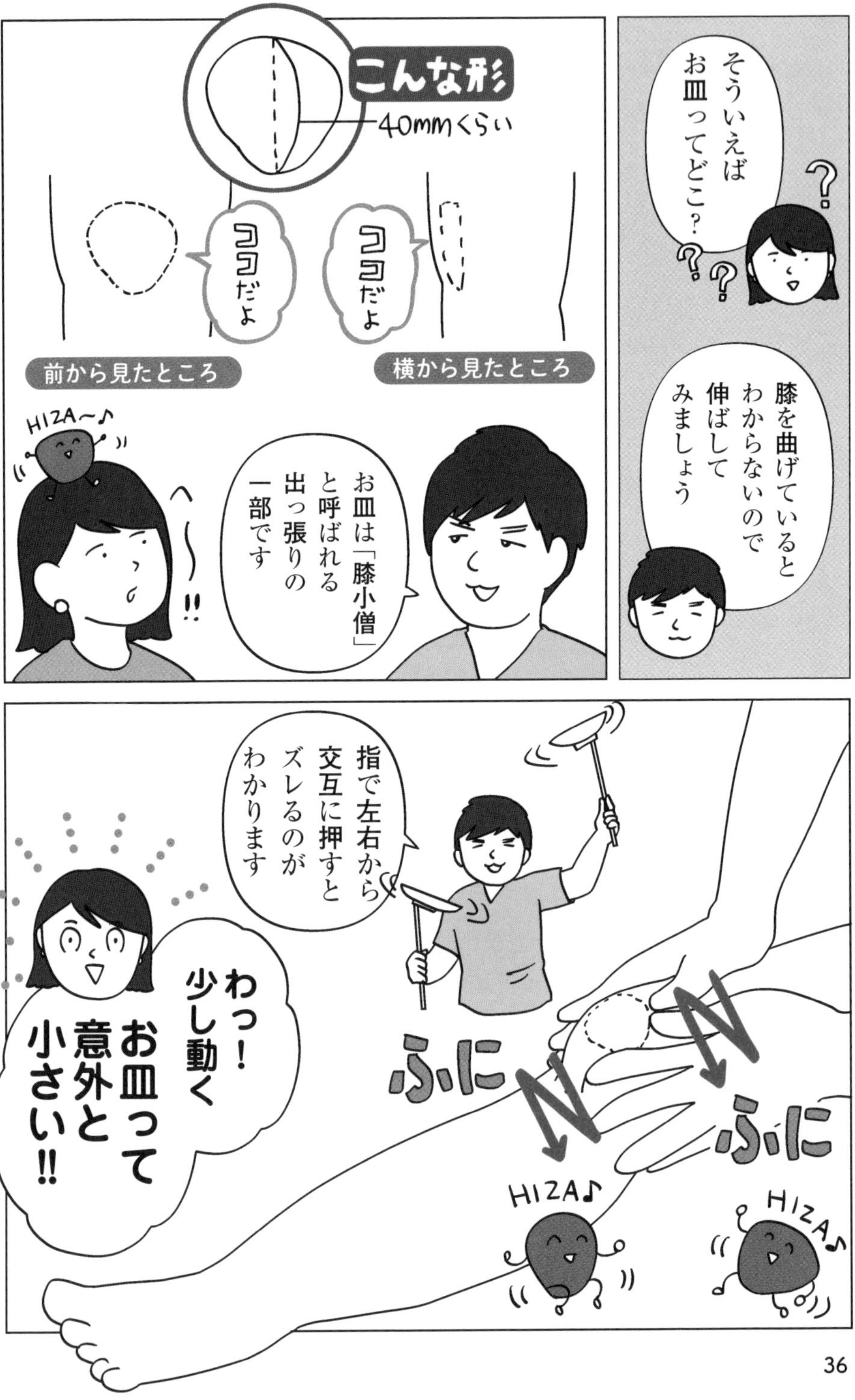
そういえばお皿ってどこ？
膝を曲げているとわからないので伸ばしてみましょう
こんな形
40mmくらい
ココだよ
ココだよ
横から見たところ
前から見たところ
お皿は「膝小僧」と呼ばれる出っ張りの一部です
へ〜!!
HIZA〜♪
指で左右から交互に押すとズレるのがわかります
ふに
ふに
わっ！少し動く
お皿って意外と小さい!!
HIZA♪
HIZA♪

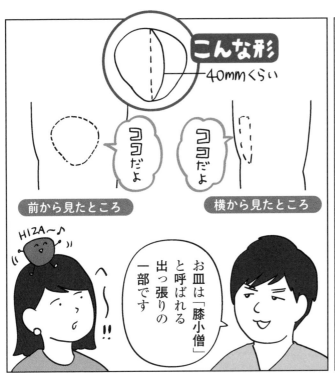

膝の曲げ伸ばしをスムーズにする

お皿ムーブ

お皿の痛みは、立ち上がったときや歩き始めなど「活動の始め」に感じやすいので、動きだす前にやるのがおすすめ。

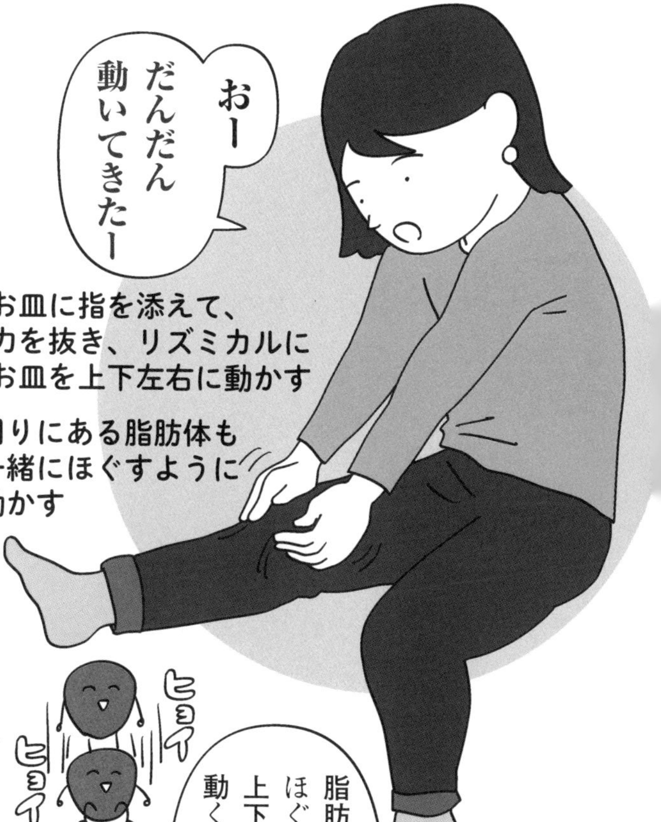
おー
だんだん
動いてきたー

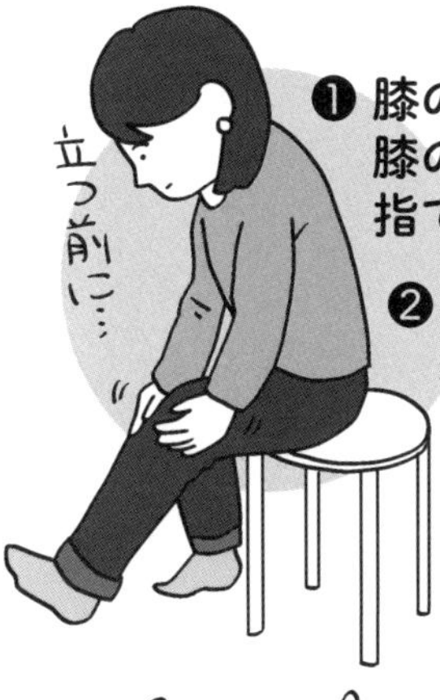
立つ前に…

❶ 膝のお皿に指を添えて、膝の力を抜き、リズミカルに指でお皿を上下左右に動かす

❷ 周りにある脂肪体も一緒にほぐすように動かす

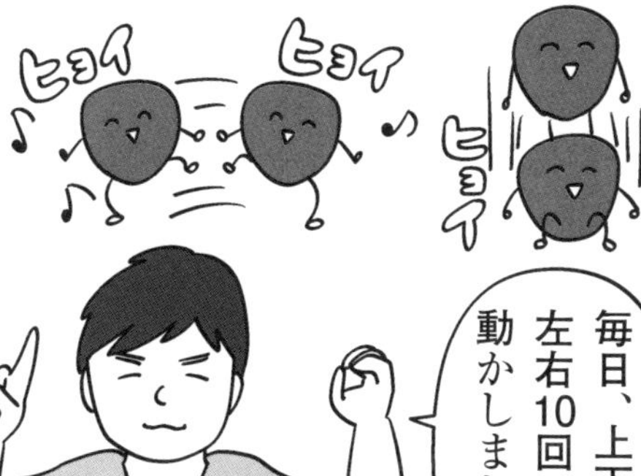
ヒョイ
ヒョイ
ヒョイ
ヒョイ

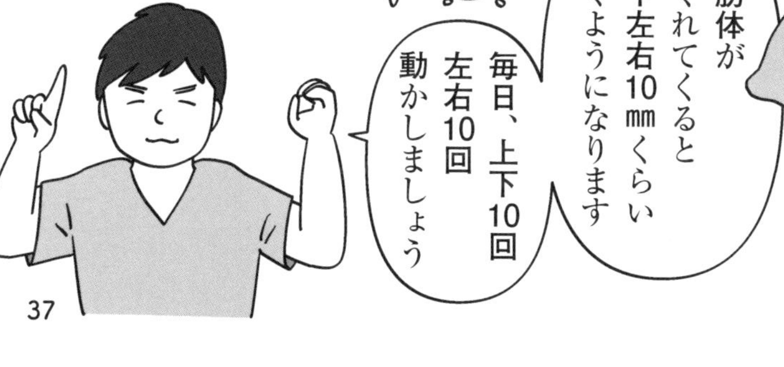
脂肪体がほぐれてくると上下左右10㎜くらい動くようになります
毎日、上下10回左右10回動かしましょう

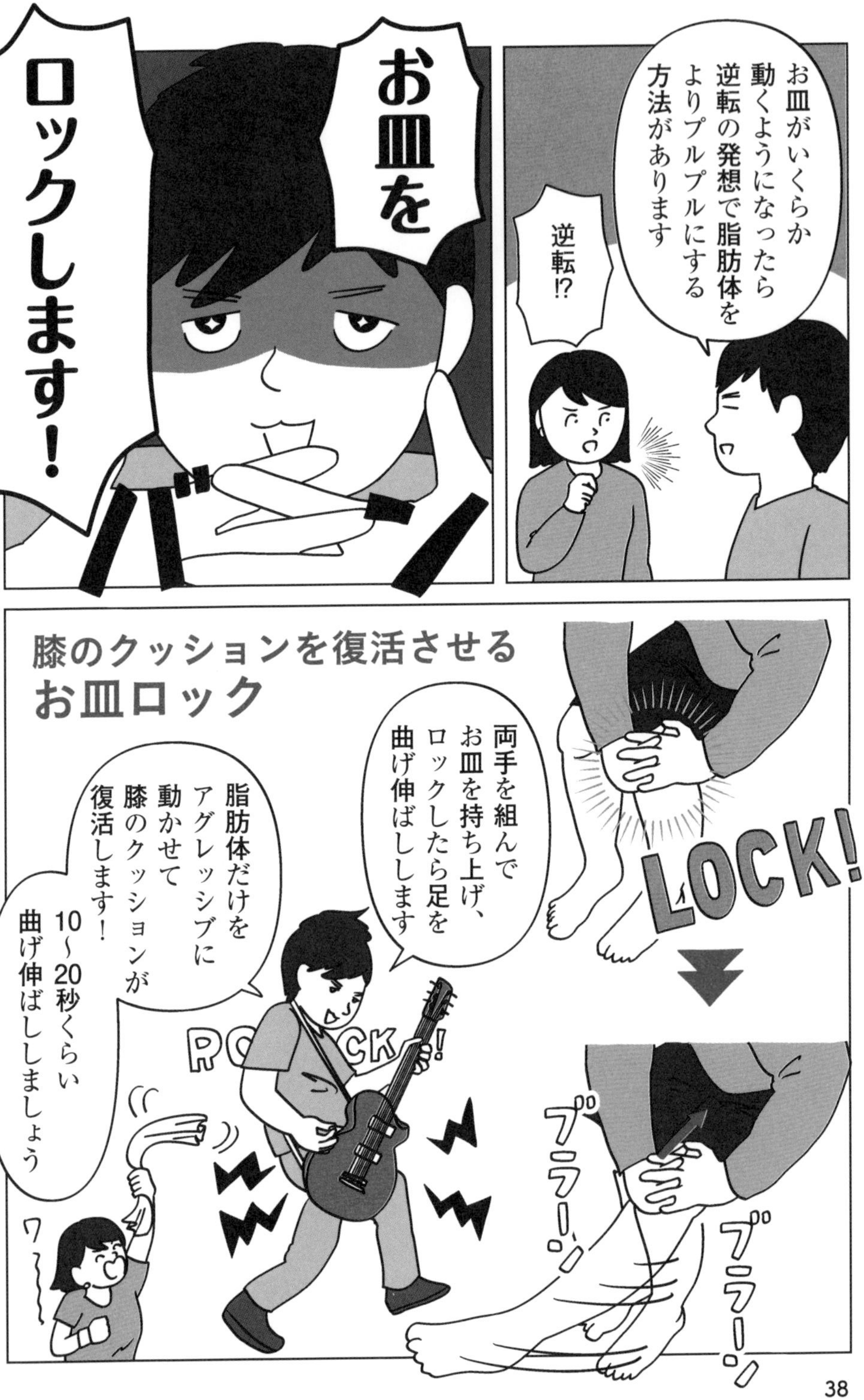
お皿がいくらか動くようになったら逆転の発想で脂肪体をよりプルプルにする方法があります
逆転⁉
お皿を
ロックします!
膝のクッションを復活させる
お皿ロック
両手を組んでお皿を持ち上げ、ロックしたら足を曲げ伸ばしします
LOCK!
脂肪体だけをアグレッシブに動かせて膝のクッションが復活します!
10~20秒くらい曲げ伸ばししましょう
プラ〜ン
プラ〜ン
ワ〜

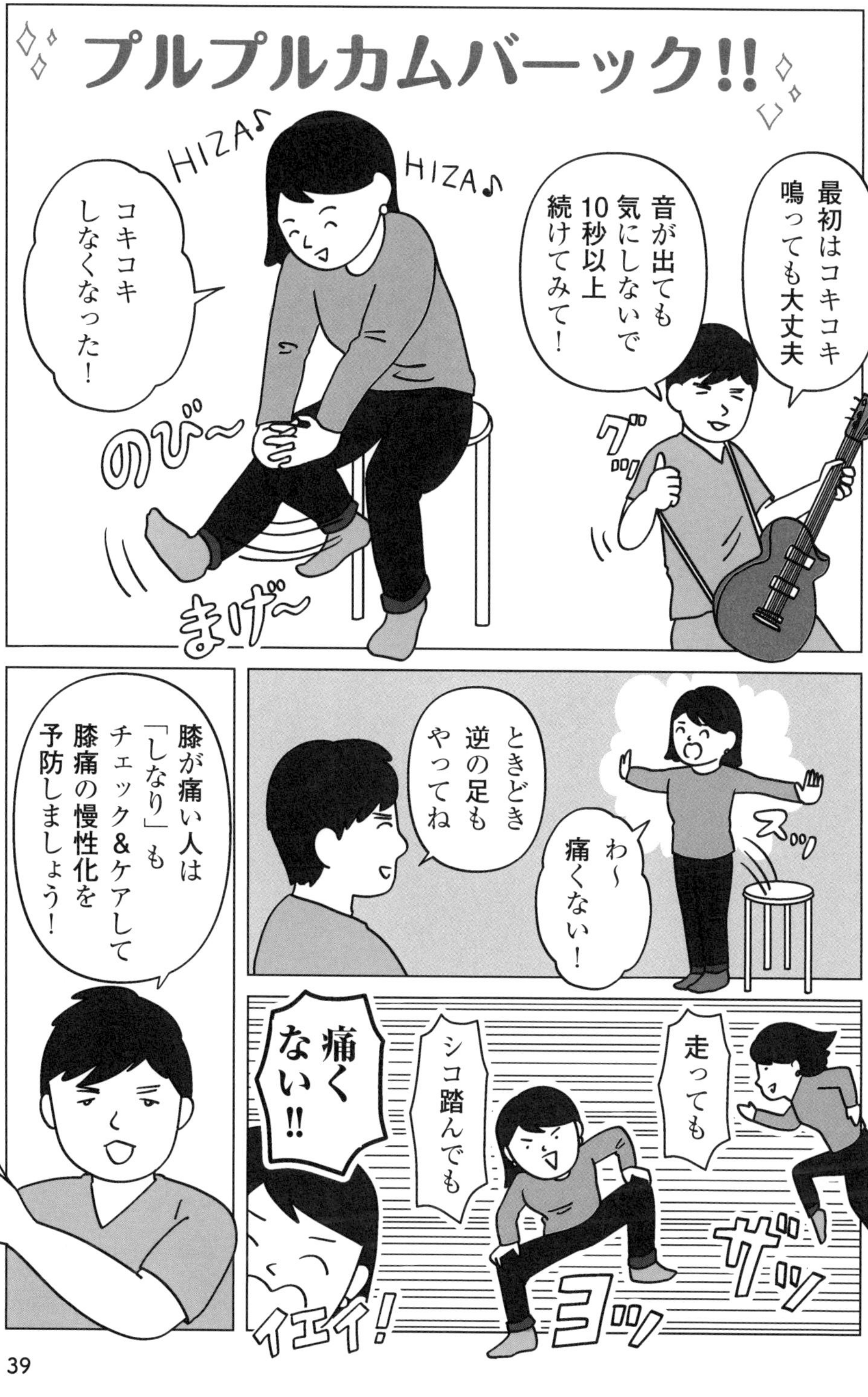
プルプルカムバーック!!
最初はコキコキ鳴っても大丈夫
音が出ても気にしないで10秒以上続けてみて!
グッ
HIZA♪
HIZA♪
コキコキしなくなった!
のび~
まげ~
ときどき逆の足もやってね
わ~痛くない!
スッ
走っても
シコ踏んでも
痛くない!!
ザッ
ヨッ
イエイ!
膝が痛い人は「しなり」もチェック&ケアして膝痛の慢性化を予防しましょう!

膝のしなりチェック

しなりとは「膝の伸び具合」のこと。筋力を発揮して歩くためには、膝が十分にしなることが不可欠。評価が「やや硬」以上なら、しなりを取り戻すケアをしよう。

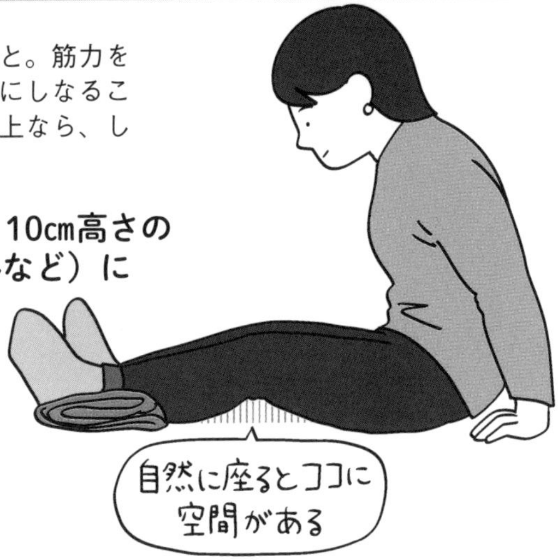

❶ **足を伸ばして座り、5～10㎝高さのもの（折ったバスタオルなど）に足をのせる**

❷ **膝から上を軽く押さえ、しなりを見る**

しなりの評価

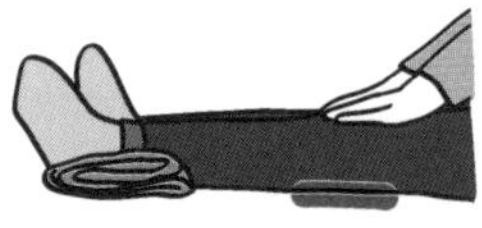	しなりがある	左右とも膝の裏が床につき、左右差がなくしなる
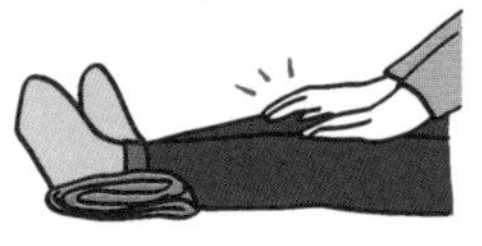	やや硬	左右とももうちょっとで膝の裏が床につく、またはどちらか片方の膝はつくなど左右差を感じる
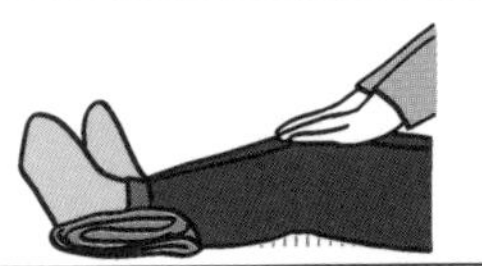	硬い	膝は伸ばせるがしならない、または片方の足はもうちょっとで膝の裏が床につく
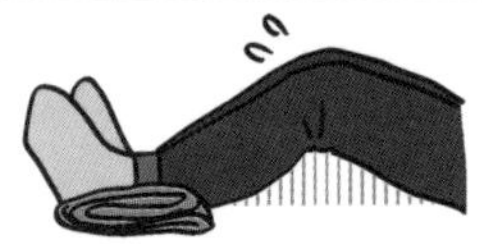	バリ硬	膝が伸ばせない、または片方の足は伸ばせるが、しならない

膝のしなりアップのケア

このケアは隙間時間などを利用して、
思いついたときに行うとよい。
テレビを見ながら、夜、ベッドに入る
直前など、こまめにやって
膝のしなりを取り戻し、
動ける膝を保とう。

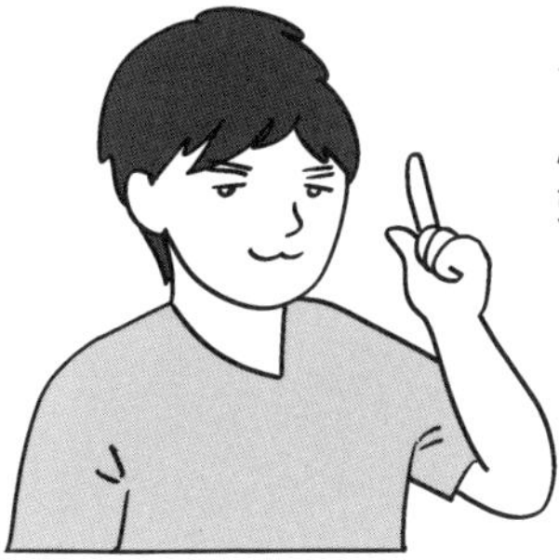

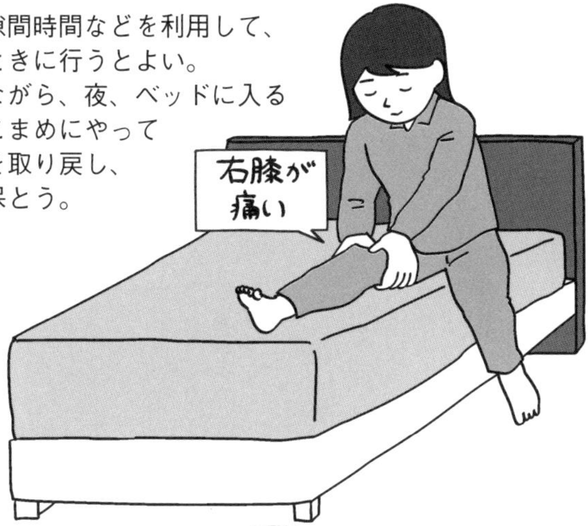
右膝が
痛い

**❶ しなりが悪いほうの足を
伸ばして座り、
両手で太もも
（膝寄り）を持ち、
足を軽く持ち上げる**

**❷ つま先を内に向けて、
両手を添えたまま、
リズミカルに膝の
曲げ伸ばしをする**

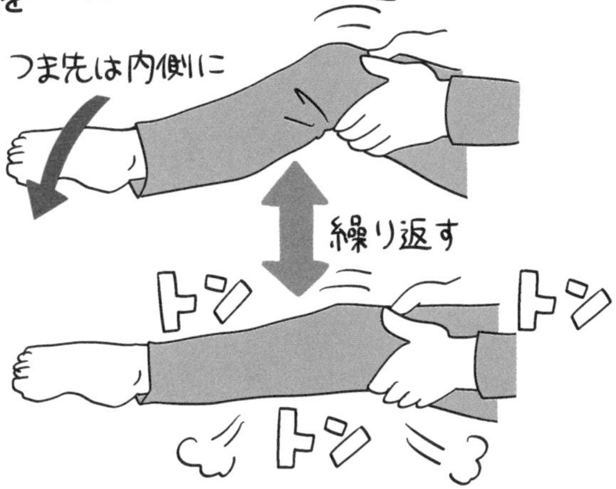
つま先は内側に
繰り返す
トン
トン
トン

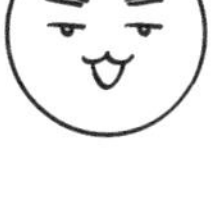

片方の足だけしなりが悪い場合も
ときどきは両足ともケアしてくださいね！

column 4

サポーターや湿布は「逆向き」に使うと効果があるかも！

セルフケアアイテムの使い方

慢性痛のケアでサポーターや湿布を常用している人も多いでしょう。しばらく説明書の指示どおり使ってみて症状が改善しないと感じる場合は、使い方にちょっと工夫してみると、症状改善に効果的なことがあります！

腰や膝用のサポーターやコルセットなどには前後左右別のものや、兼用品も「内側」「左右」といった方向指示がされています。しかし逆向きにつけたほうが、症状がラクになる人がいるのです。これは決してめずらしくはないことですから、ぜひ試してみてください。

また、湿布も痛む場所をただ覆うように貼っても効果がないことがあります。図のとおり、膝の①②あたりが痛む人には湿布をイラストのように引っ張りながら貼ると効果的なことが多いです。イラストを参考にラクになる貼り方を探してみてください。

①②位置図（左足）

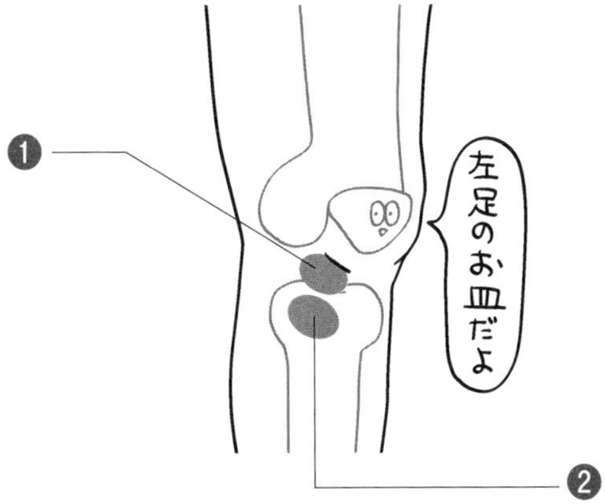

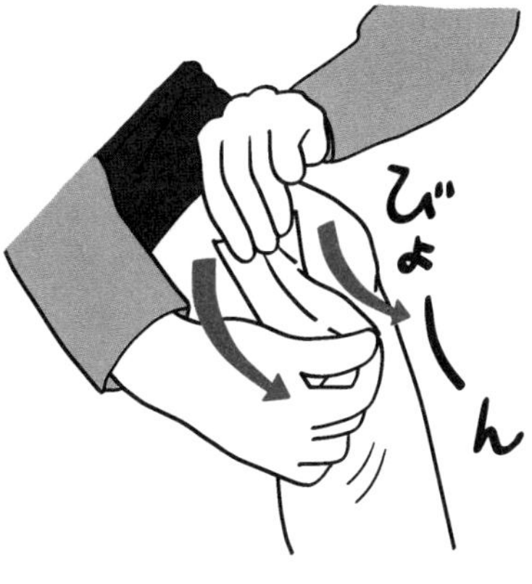

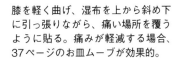

膝を軽く曲げ、湿布を上から斜め下に引っ張りながら、痛い場所を覆うように貼る。痛みが軽減する場合、37ページのお皿ムーブが効果的。

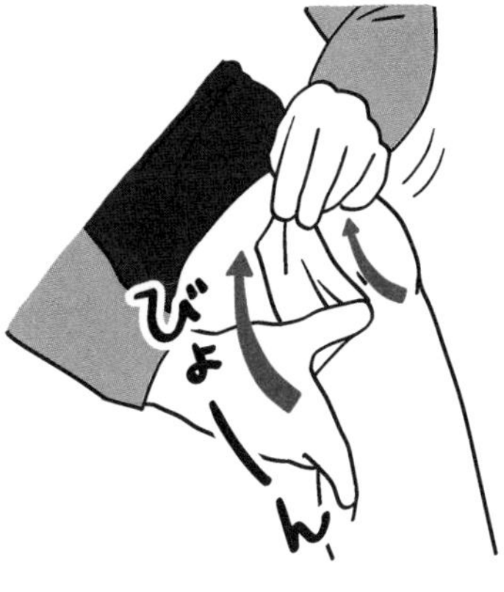

膝を軽く曲げ、湿布を下から斜め上に引っ張りながら、痛い場所を覆うように貼る。痛みが軽減する場合、痛い場所をつまむケアが効果的。

さらにほぐす!

胸郭と股関節の柔軟性をアップしよう!

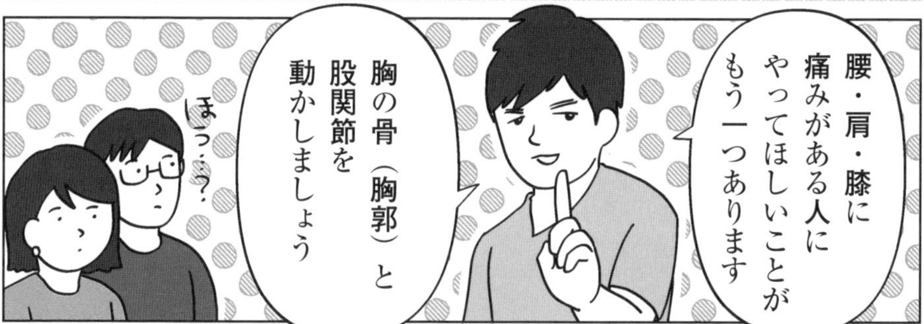
腰・肩・膝に痛みがある人にやってほしいことがもう一つあります
胸の骨（胸郭）と股関節を動かしましょう
ほっ…？

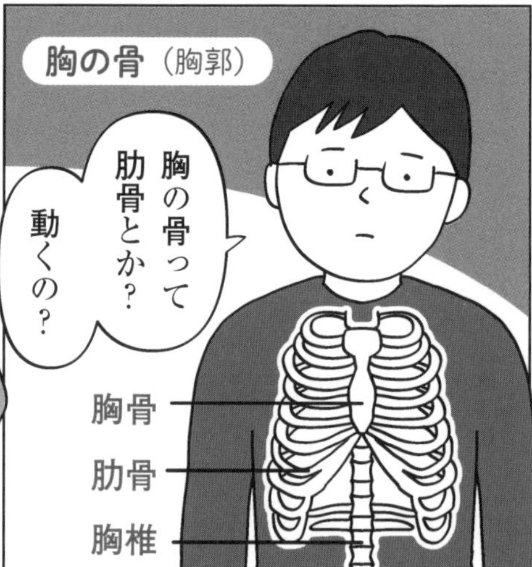
胸の骨（胸郭）
胸の骨って肋骨とか？動くの？
胸骨
肋骨
胸椎

人体の関節の約半分が胸郭にあり、本来とても柔軟に動く。

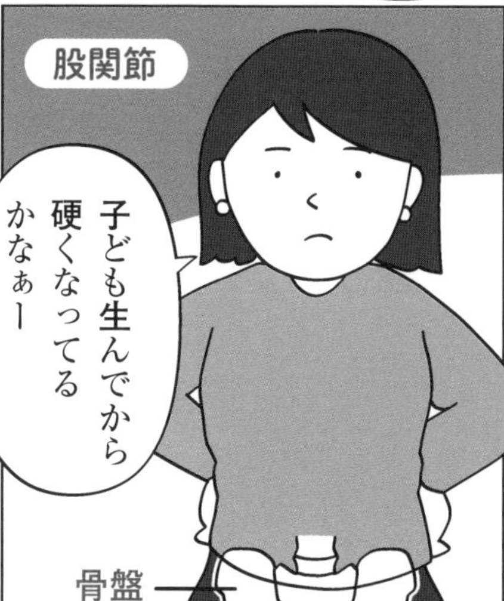
股関節
子ども生んでから硬くなってるかなぁー
骨盤
股関節
大腿骨

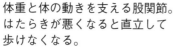

体重と体の動きを支える股関節。はたらきが悪くなると直立して歩けなくなる。

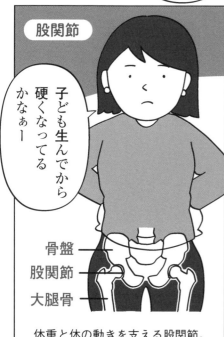

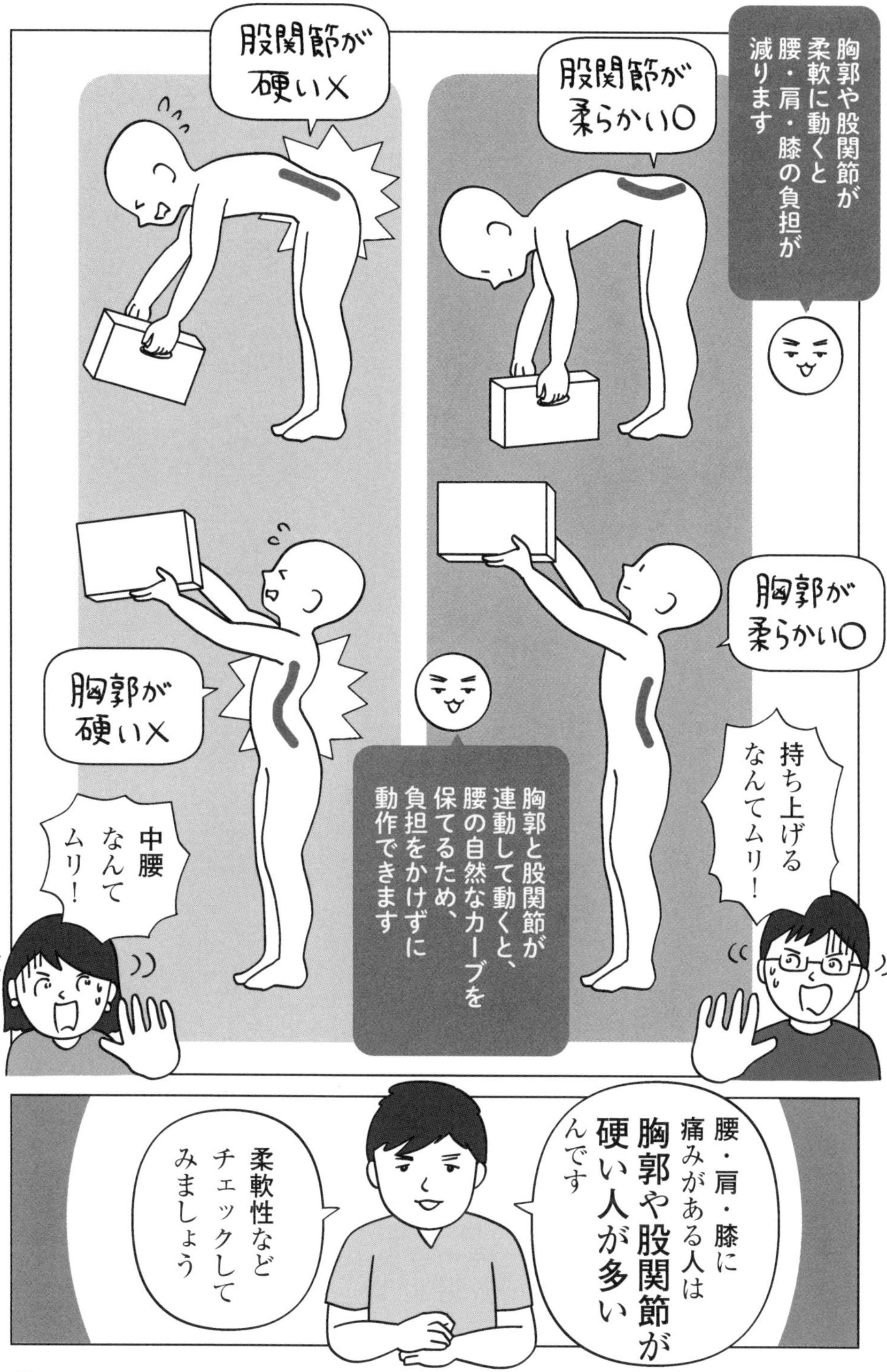
胸郭や股関節が柔軟に動くと腰・肩・膝の負担が減ります
股関節が柔らかい○
股関節が硬い×
胸郭が柔らかい○
持ち上げるなんてムリ！
胸郭と股関節が連動して動くと、腰の自然なカーブを保てるため、負担をかけずに動作できます
胸郭が硬い×
中腰なんてムリ！
腰・肩・膝に痛みがある人は胸郭や股関節が硬い人が多いんです
柔軟性などチェックしてみましょう

やってみましょう！
胸郭・股関節
柔軟性+αテスト

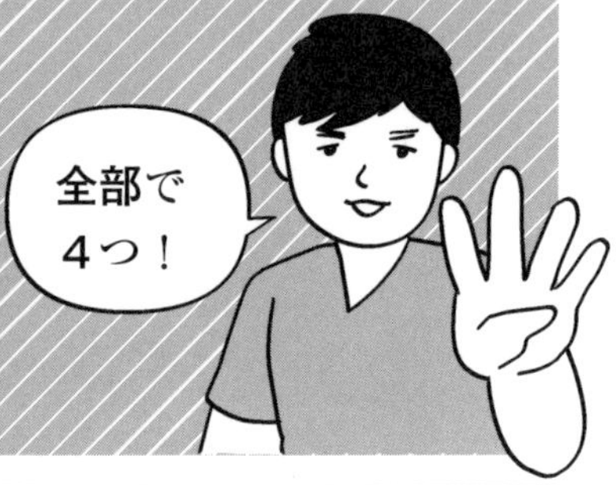
全部で
4つ！

【1】肘合わせバンザイテスト

❶ 両手と肘を前で合わせる

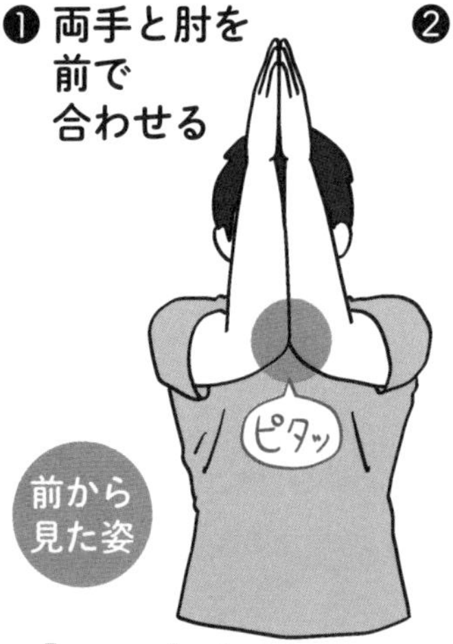
ピタッ
前から見た姿

❷ 肘が離れないように気をつけながら腕を持ち上げる

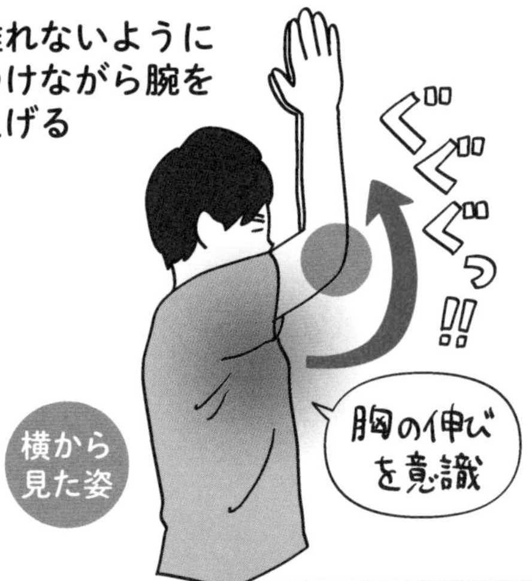
ぐぐぐっ!!
胸の伸びを意識
横から見た姿

✓check!

100度まで上がらない	100度まで上がるが肘が離れる	100度まで上がり肘も離れない
0点	1点	2点
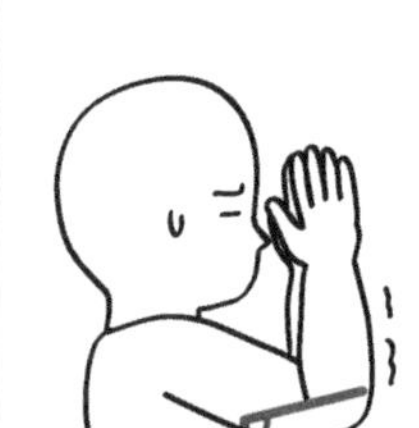 100度	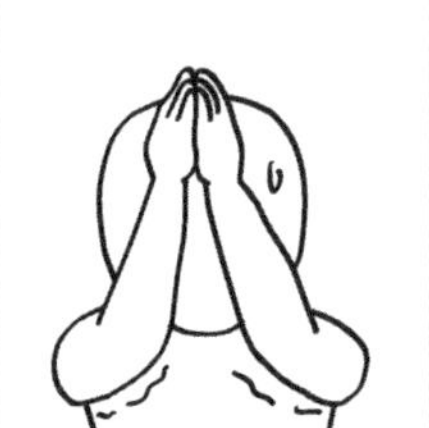	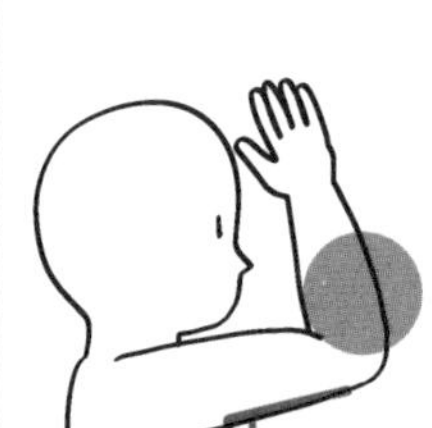 100度

胸郭がしっかりと動くかをチェックしてみましょう！

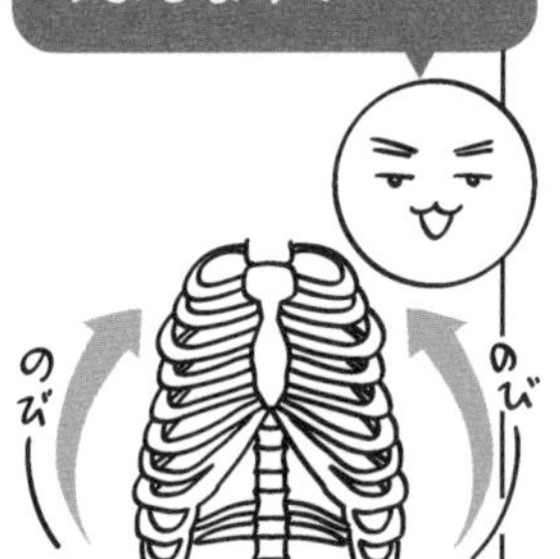
のび
のび

【2】後ろ手組み伸ばしテスト

次に胸郭が
ちぢむかもチェック！

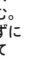

❶ 両手を組んで肘を伸ばす

❷ おじぎをしながら腕を伸ばす

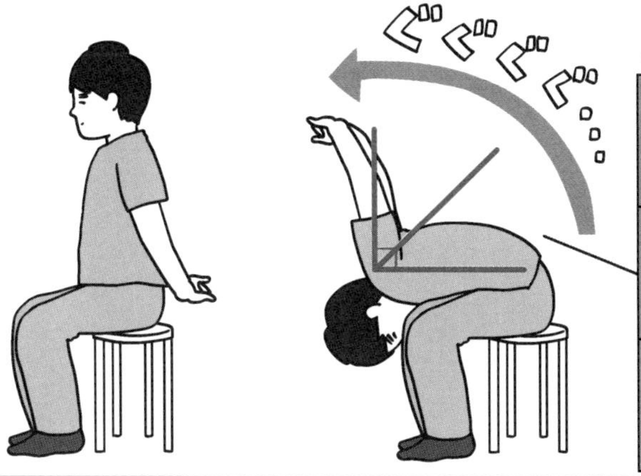
ぐぐぐぐ…

✓check!

0～45度	0点
46～89度	1点
90度以上	2点

【3】かかと膝つけのばしテスト

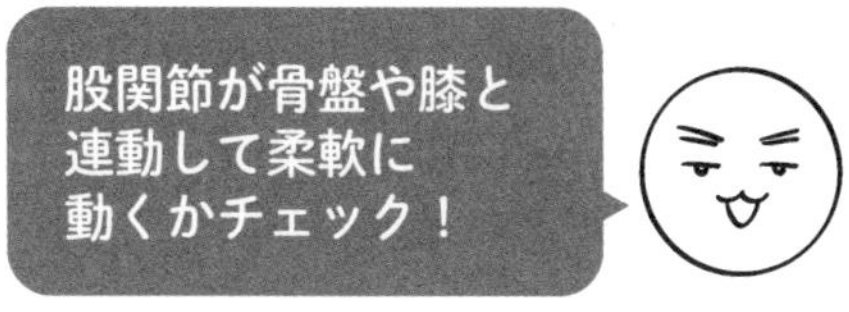
股関節が骨盤や膝と
連動して柔軟に
動くかチェック！

❶ 両手をクロスして胸で組む。胸は動かさずに骨盤を倒して腰を丸める

❷ 両かかと、両膝、腕を胸につけたまま立って上を向く

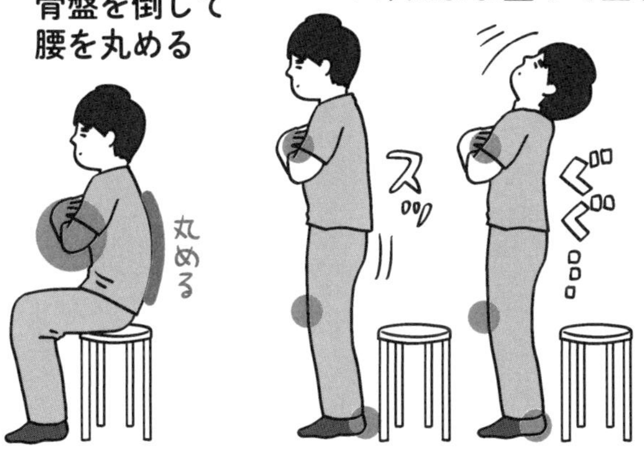
丸める
スッ
ぐぐ…

✓check!

両方できない	0点
どちらか一方できる	1点
両方できる	2点

【4】もも上げキープテスト

胸郭と股関節が柔軟だと
筋肉のはたらきも
高まります。
太ももの筋力をチェック！

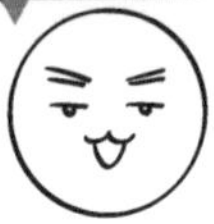

❶ 手で片膝を支えながら太ももと胸を最大限に近づける

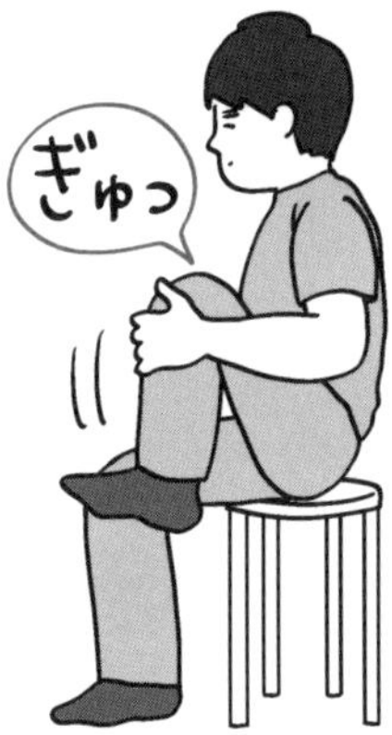

ぎゅっ

❷ 手を離して、太ももを胸に近づけたまま保つ

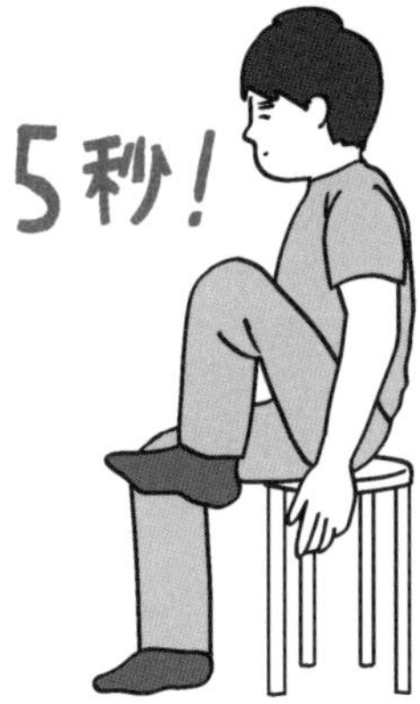

5秒！

✓check!

❶で太ももが近づかない	0点
近づくが太ももが❷で下がる	1点
❷で保持できる	2点

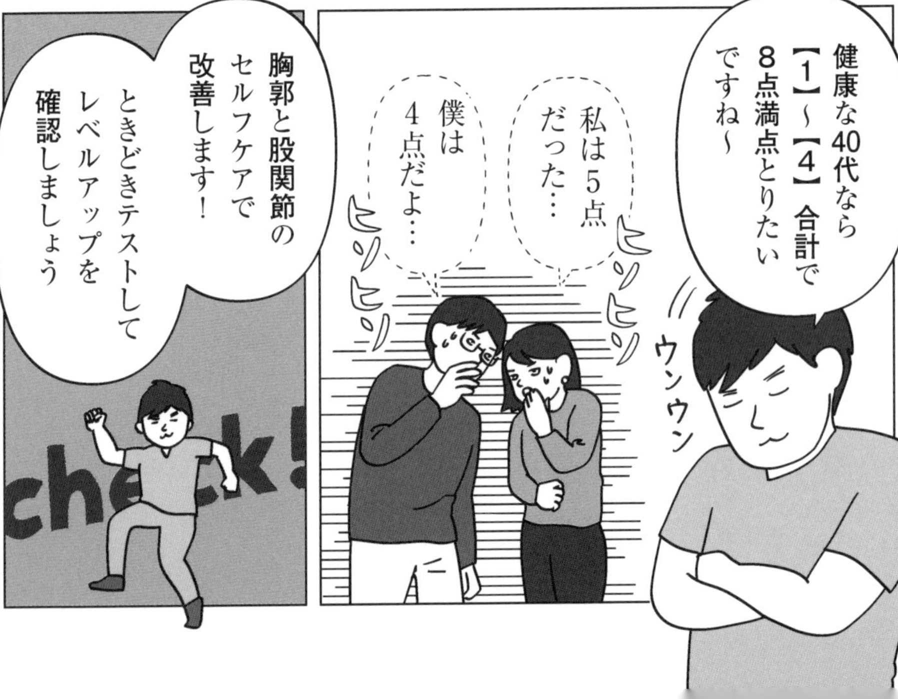

健康な40代なら【1】～【4】合計で8点満点とりたいですね～
ウンウン
私は5点だった…
ヒソヒソ
僕は4点だよ…
ヒソヒソ
胸郭と股関節のセルフケアで改善します！
ときどきテストしてレベルアップを確認しましょう
check!

一日のパフォーマンスが上がる

胸郭と股関節の寝たまま1分ケア

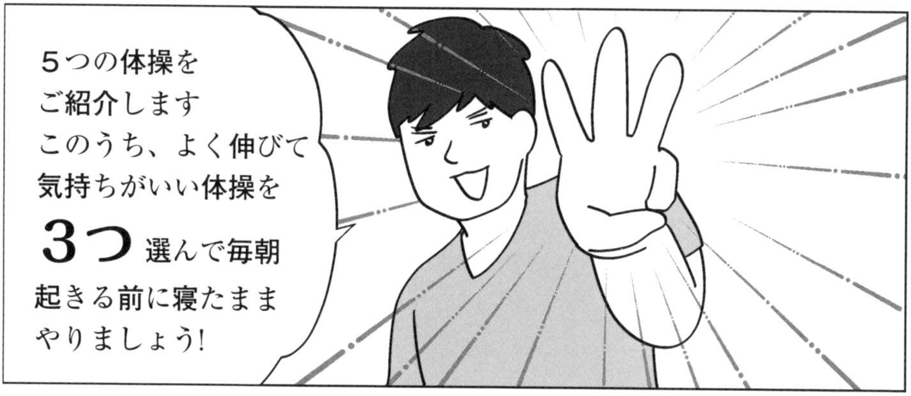
5つの体操を
ご紹介します
このうち、よく伸びて
気持ちがいい体操を
3つ選んで毎朝
起きる前に寝たまま
やりましょう!

A 胸も股も伸びる バンザイ蹴《け》伸《の》び
2回
腰を伸ばす
イメージで!
ん〜っ!!
ぐ〜〜〜っと!
かかとを
突き出して!
両手はバンザイ、
足はつま先を立て、かかとを突き出して
思いきり伸びましょう

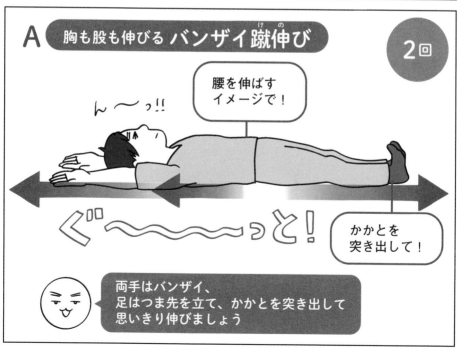

B 股関節がゆるむ 膝立てクロス倒し

左右
2回

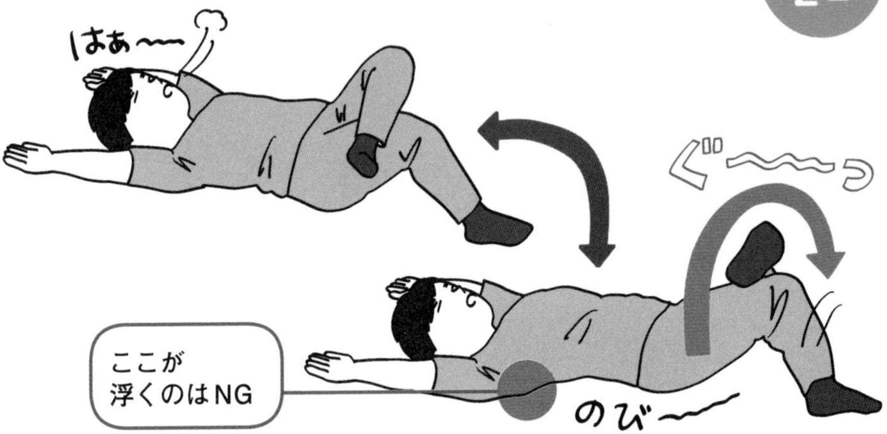
はぁ〜〜
ぐ〜〜っ
ここが
浮くのはNG
のび〜〜

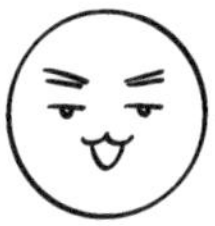

両手はバンザイ。右足のももに左足をのせ、
左にゆっくり倒し、戻します。
反対の足も同様。左右差を感じて

C 股とハムストリングスがはがれる もも裏伸ばし

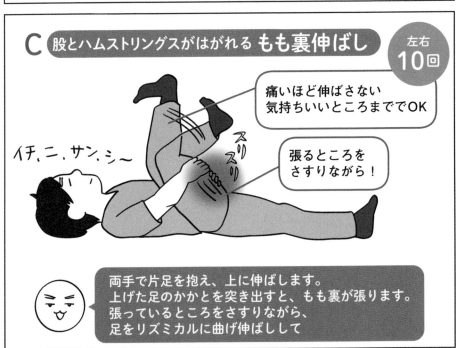

左右
10回

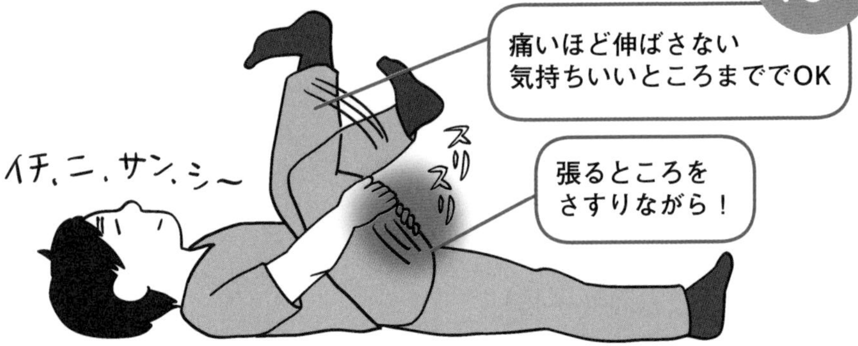
痛いほど伸ばさない
気持ちいいところまででOK
スリスリ
イチ、ニ、サン、シ〜
張るところを
さすりながら！

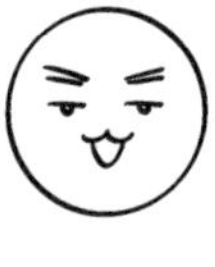

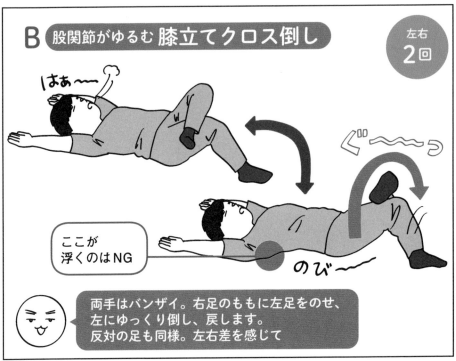

両手で片足を抱え、上に伸ばします。
上げた足のかかとを突き出すと、もも裏が張ります。
張っているところをさすりながら、
足をリズミカルに曲げ伸ばしして

D 胸の骨がゆるむ 腰反らし＆丸め

上げ下げ
5回

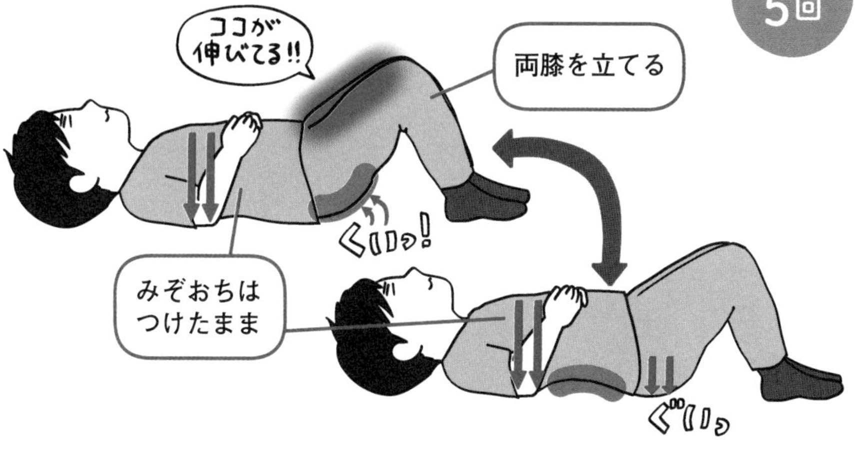
ココが
伸びてる!!
両膝を立てる
ぐいっ!
みぞおちは
つけたまま
ぐいっ

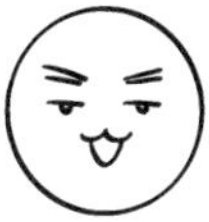

みぞおちに軽く手を触れ、床につけてお尻を上げ、
ももの前を伸ばし、続いてお尻を床に
押しつけるようにして腰にアーチをつくります

E 胸の裏側がゆるむ 肩甲骨浮かし

上げ下げ
5回

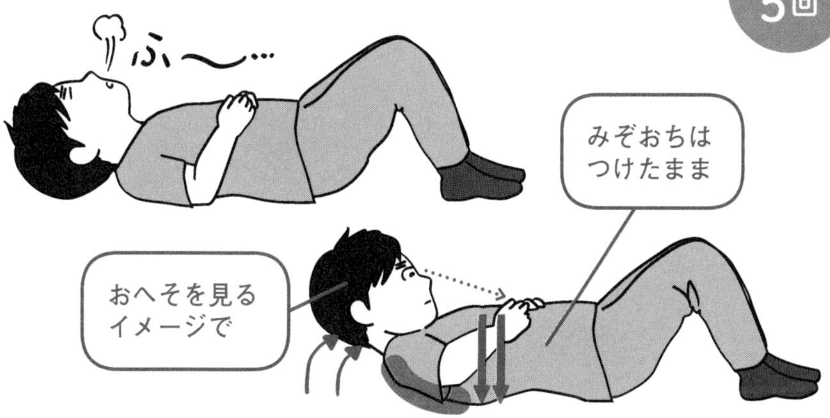
ふ〜…
みぞおちは
つけたまま
おへそを見る
イメージで

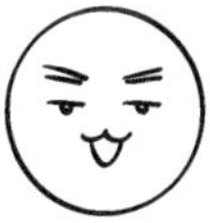

みぞおちに軽く手を触れ、床につけて
肩甲骨から上を上げ、ゆっくり戻しましょう

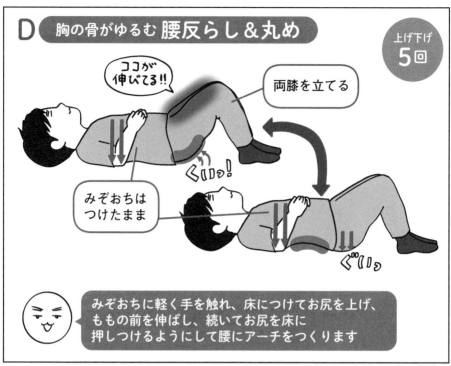

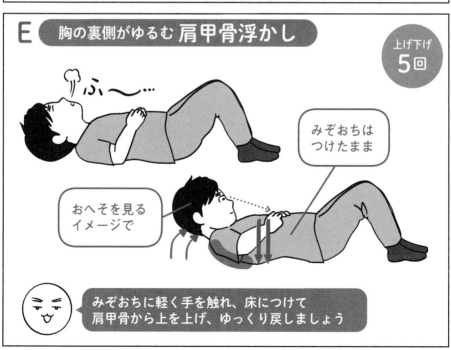

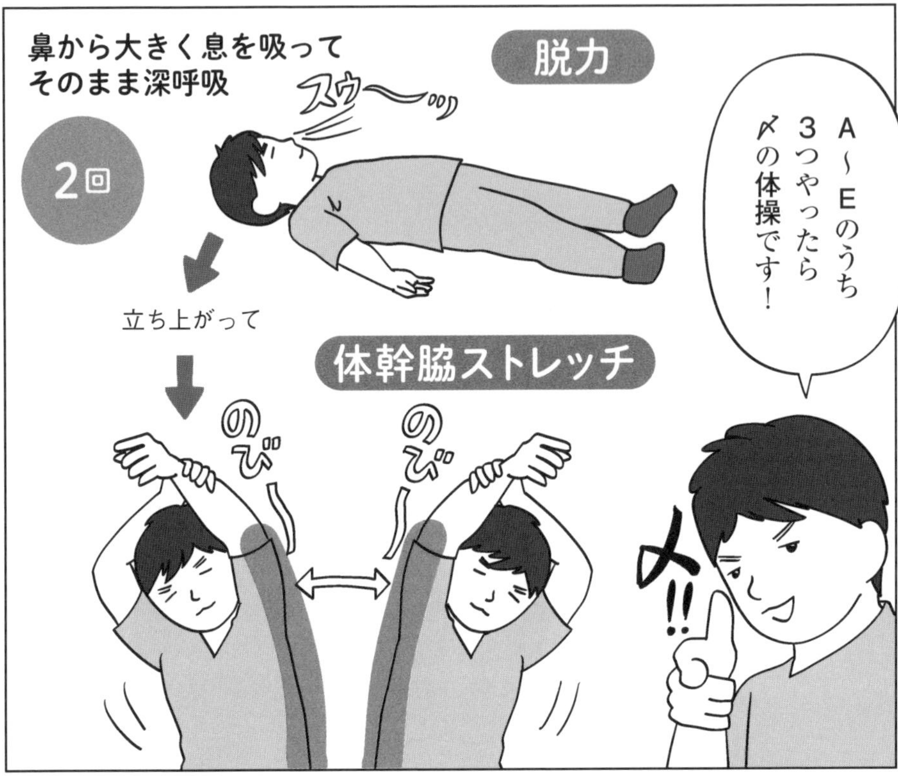
鼻から大きく息を吸って
そのまま深呼吸
2回
脱力
スウ〜ッッ
A〜Eのうち3つやったら〆の体操です！
立ち上がって
体幹脇ストレッチ
のび〜
のび〜
〆!!

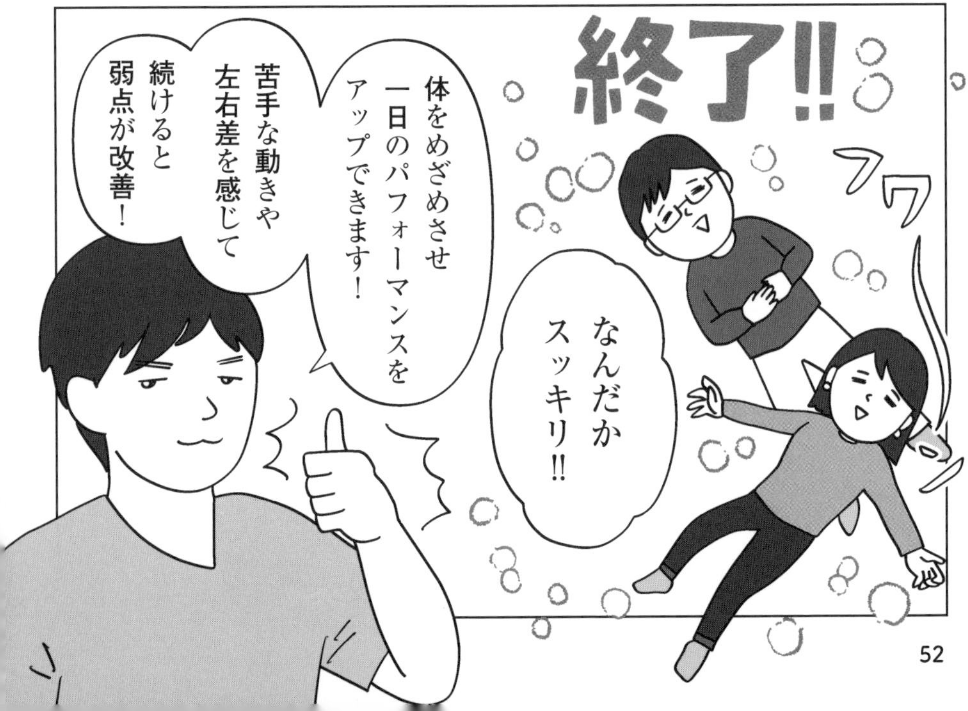
終了!!
体をめざめさせ一日のパフォーマンスをアップできます！
苦手な動きや左右差を感じて続けると弱点が改善！
フワ
なんだかスッキリ!!

column
5

強いマッサージより、「やさしいケア」がむしろ効く！

適切なケアの強度とは

私の施術院に来る慢性痛の患者さんの中にはセルフケアを「やりすぎ」てしまい、かえって症状をこじらせてしまっている人が少なくないと感じています。長年、自力で痛みの改善に取り組んだ結果、強い刺激を与えすぎて、かえって症状が悪化しているのです。

そのような人にどんなケアを続けてきたのか聞いてみると、痛い場所を、器具を使ってグイグイ刺激し、ジンジンあとを引く痛みが出るまでやるのが「イタ気持ちいい」とか、翌日に「もみ返し」がきて、だるくて動けなくなる、など。明らかにやりすぎです。

筋膜や筋肉、関節などに、セルフケアで与える刺激は、本当にやさしいもので十分です。手指を患部に密着させて、表層をずらすようにさするなど、「こんなにやさしいケアでいいの?」と思うくらいがちょうどいい。

最近は、手を使ってケアをするのは疲れたり、指のトラブルで痛みがあったりして、マッサージガンを使う人も増えているようですが、これも使い方には注意が必要です。気をつけて使えば、とてもいい道具ですが、決して強く押し当ててはいけません。どの程度の刺激が効果的か、痛みの具合を見ながら、段階的に刺激を強くしていくとよいでしょう。

はじめはもっとも低いレベルの刺激から始めましょう。刺激を強くすれば効果が高まるというものではないので、レベルを上げるときは慎重に。「やりすぎ」は症状をこじらせてしまう場合があることを忘れないでください。

ところで、マッサージガンは数千円のものから数万円のものまで実に多くの製品が販売されているため、患者さんから何を買ったらいいかアドバイスを求められることもあります。そんなときは参考に、私が使っているものはこれで、十分にケアができますよ、とお伝えしています。数年前、値段は6千円くらいで買ったもので、決して高価な製品ではありません。

第2章

よくある痛みやトラブル

筋膜ほぐし

4 姿勢が悪い…のは わかってるんだけど

「セルフけん引」でラクに！

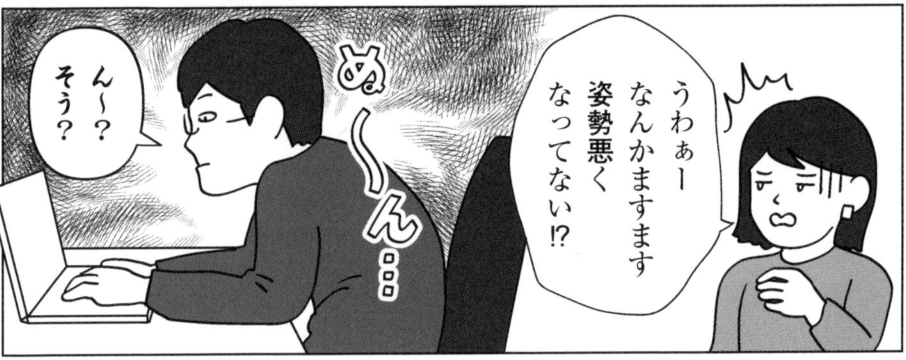

うわぁー
なんかますます
姿勢悪く
なってない⁉
ぬ〜〜ん…
ん〜？
そう？

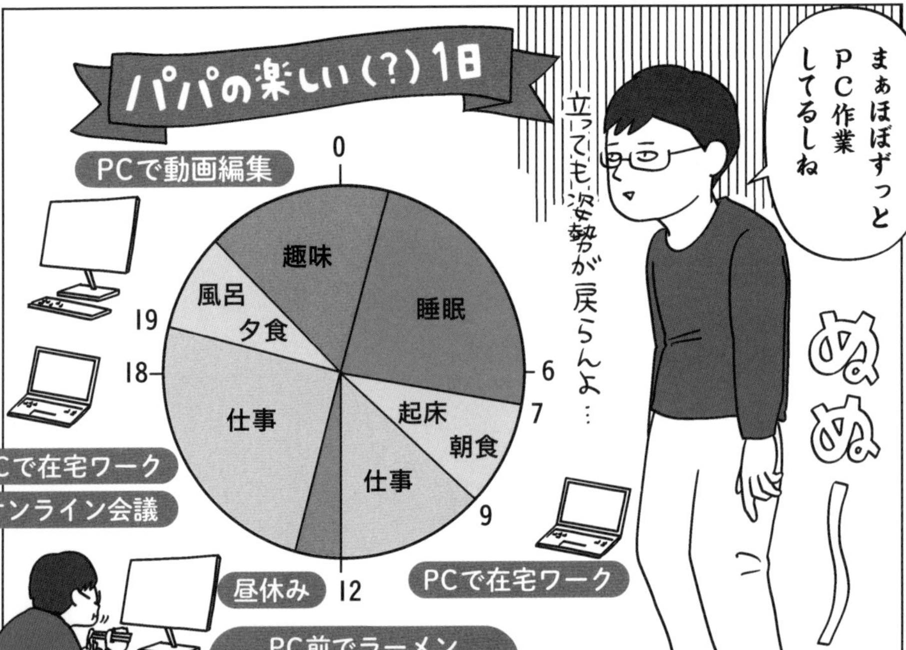

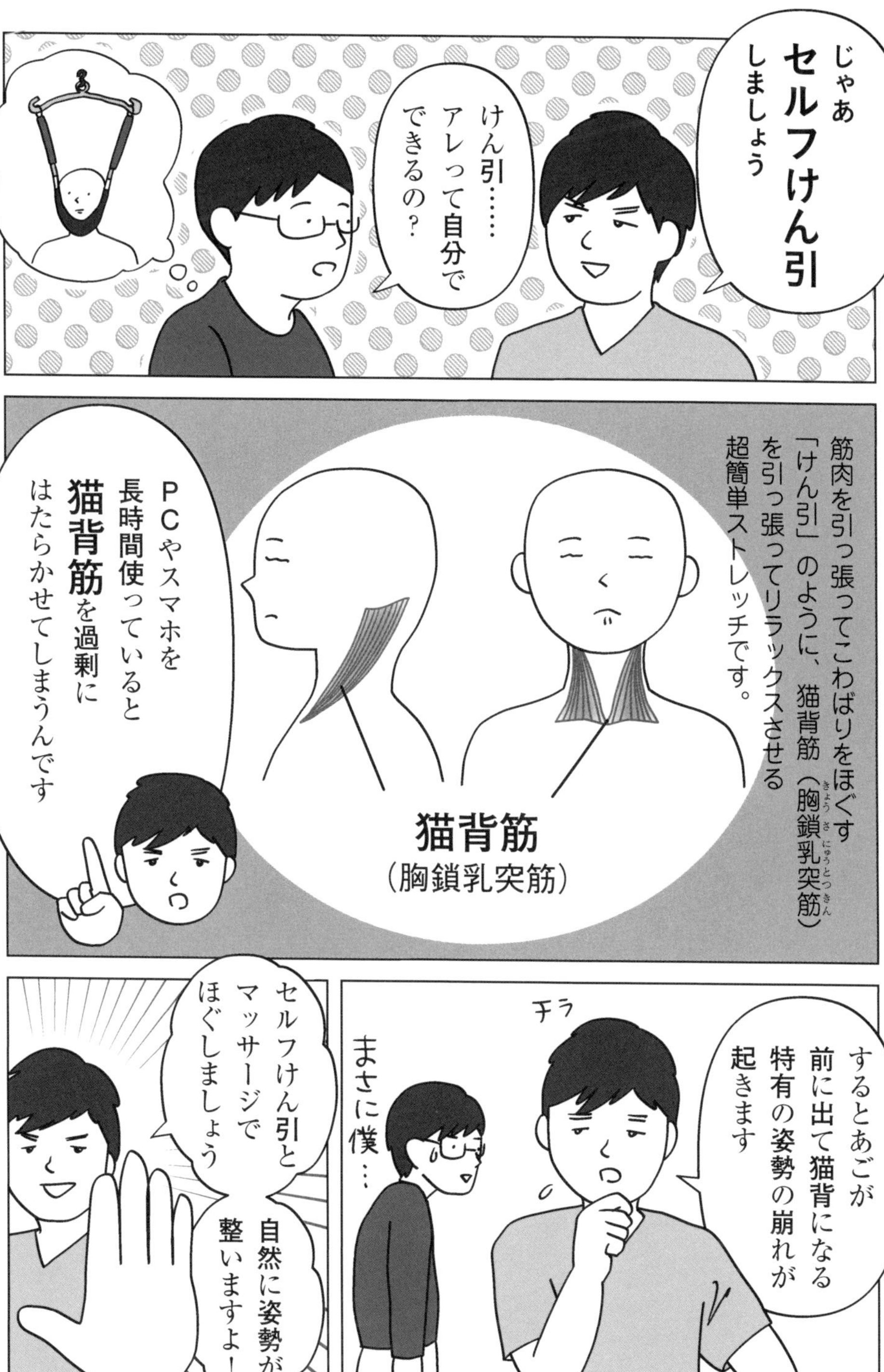
じゃあ
セルフけん引
しましょう
けん引……
アレって自分で
できるの？
筋肉を引っ張ってこわばりをほぐす
「けん引」のように、猫背筋（胸《きょう》鎖《さ》乳《にゅう》突《とつ》筋《きん》）
を引っ張ってリラックスさせる
超簡単ストレッチです。
猫背筋
（胸鎖乳突筋）
PCやスマホを
長時間使っていると
猫背筋を過剰に
はたらかせてしまうんです
チラ
するとあごが
前に出て猫背になる
特有の姿勢の崩れが
起きます
まさに僕…
セルフけん引と
マッサージで
ほぐしましょう
自然に姿勢が
整いますよ！

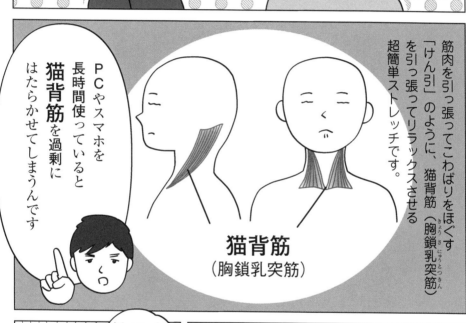

自力で猫背解消できる

セルフけん引

壁を利用してまっすぐ立ち、遠くを見る感じで少しあごを上げる。肩甲骨と仙骨が平行になり、よい姿勢となる。
その姿勢で胸を上に伸ばすと、胸鎖乳突筋や肩甲挙筋がリラックスして、けん引ができる。

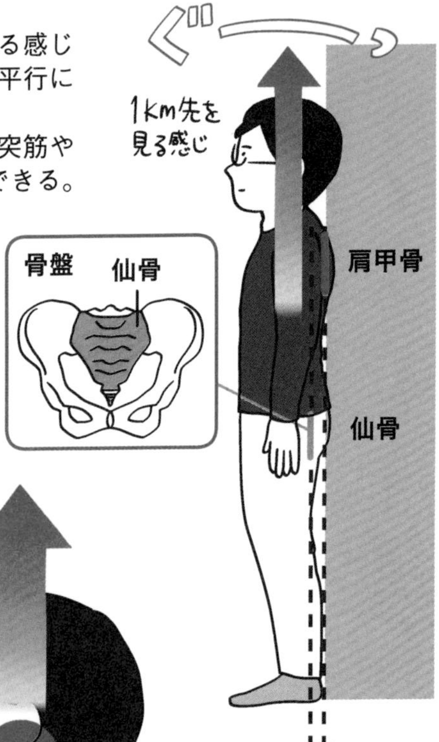
ぐ〜っ
1km先を見る感じ
骨盤
仙骨
肩甲骨
仙骨
肩甲骨と仙骨を平行に！

❶ **両手で耳の後ろのすぐ下にある骨「乳様突起《にゅうようとっき》」にやさしく触れる**

❷ **呼吸を止めずに、乳様突起から頭を天に近づけるイメージで首を伸ばす**

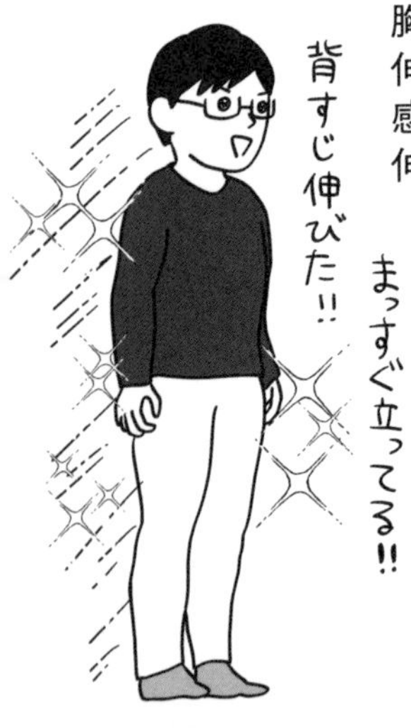
背すじ伸びた!!
まっすぐ立ってる!!

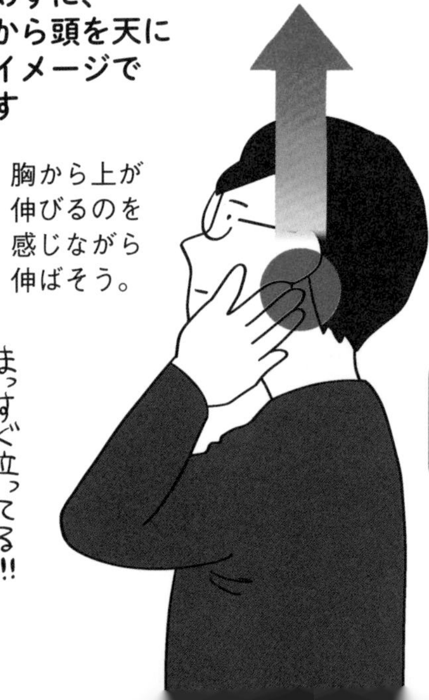
胸から上が伸びるのを感じながら伸ばそう。

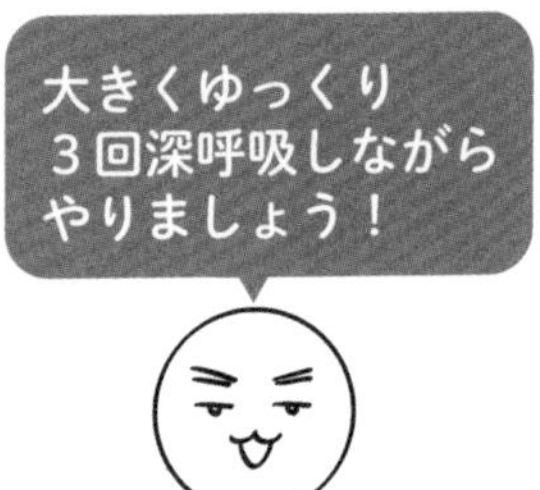
大きくゆっくり
3回深呼吸しながら
やりましょう！

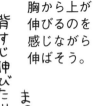

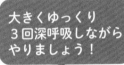

PC・スマホ操作がラクになる

猫背筋（胸鎖乳突筋）ほぐし

耳下から鎖骨につながる縦長の筋肉「胸鎖乳突筋」をつまんでほぐしていく。つまむ位置を上下に動かす。

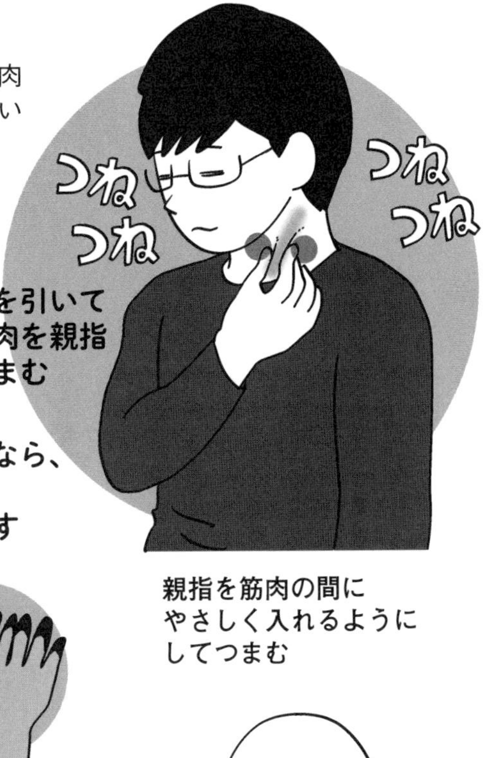

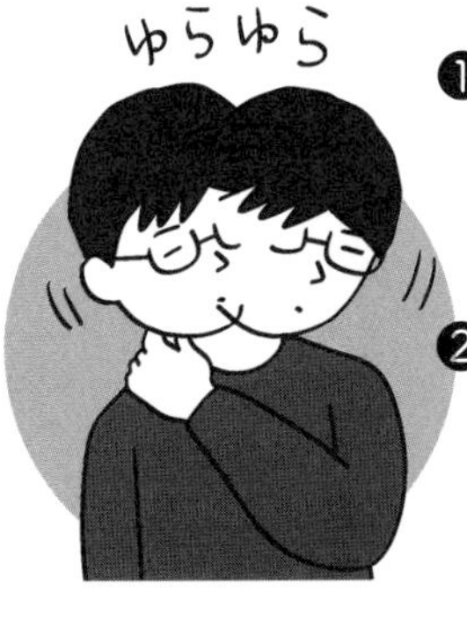

❶ 横を向き、あごを引いて浮き上がった筋肉を親指と人さし指でつまむ

❷ 強い痛みがないなら、ほぐしながら頭を左右に動かす

親指を筋肉の間にやさしく入れるようにしてつまむ

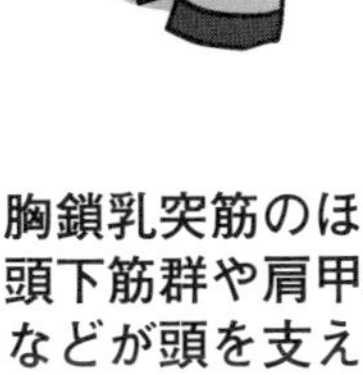

左右それぞれ20秒。ゴム手袋をしてもOKです！

肩こり（26～31ページ）で紹介しているケア法は姿勢改善にもいいですよ

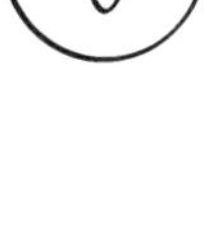

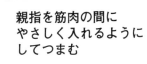

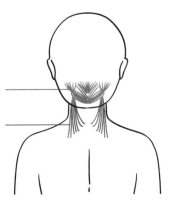

胸鎖乳突筋のほか後頭下筋群や肩甲挙筋などが頭を支えて姿勢を保ちます

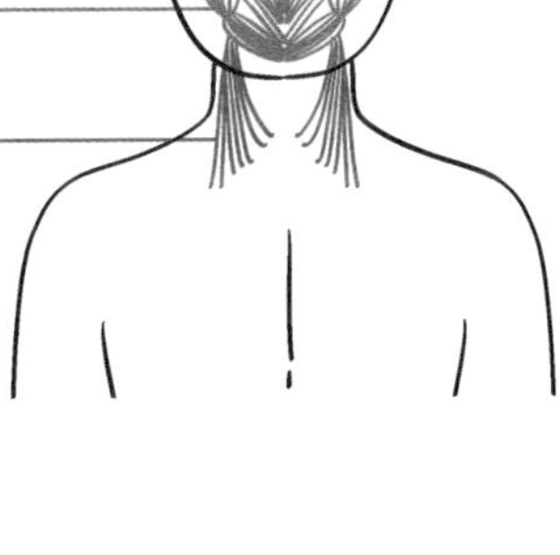

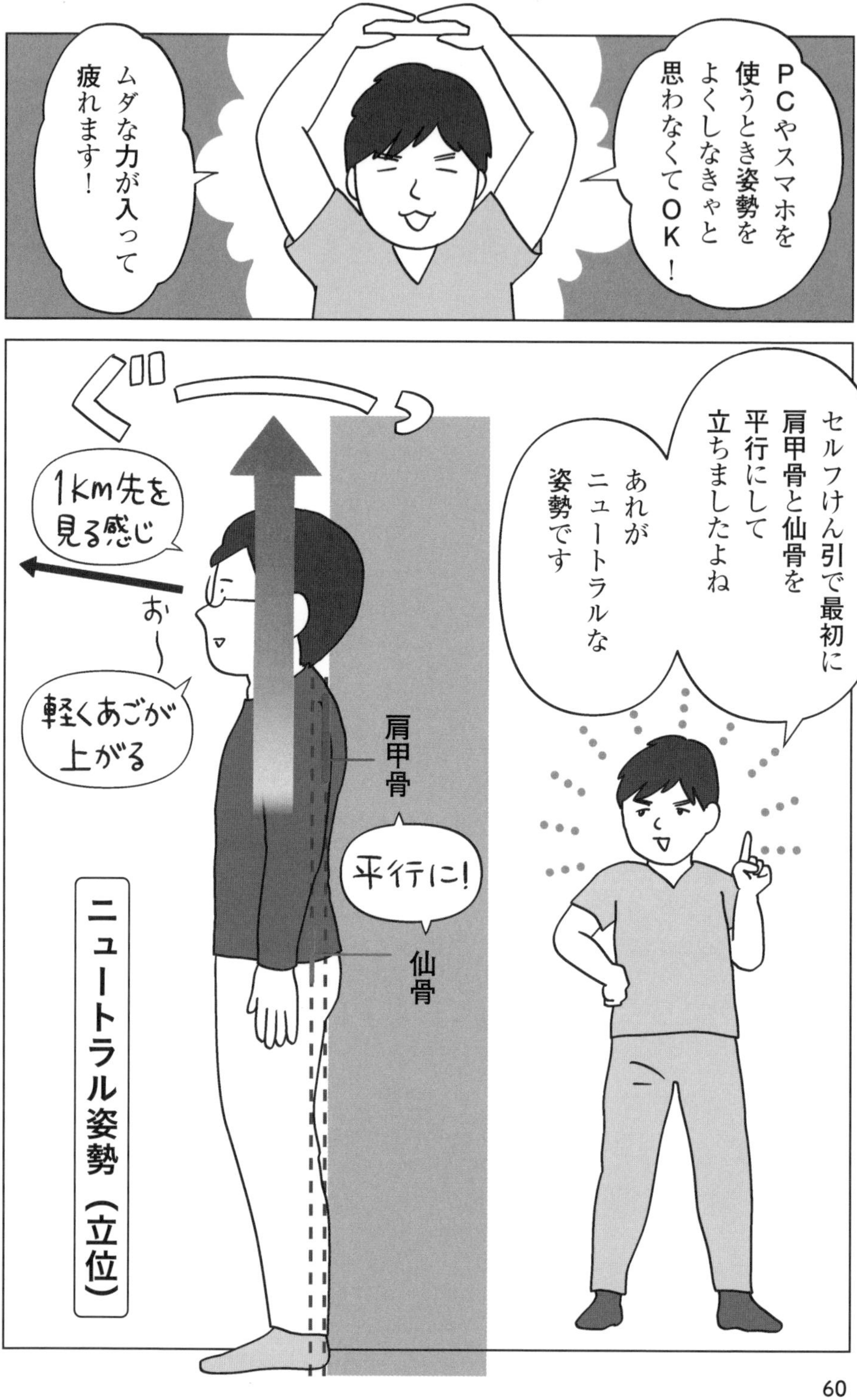
PCやスマホを使うとき姿勢をよくしなきゃと思わなくてOK！
ムダな力が入って疲れます！
ぐーっ
セルフけん引で最初に肩甲骨と仙骨を平行にして立ちましたよね
あれがニュートラルな姿勢です
1km先を見る感じ
おー
軽くあごが上がる
肩甲骨
平行に！
仙骨
ニュートラル姿勢（立位）

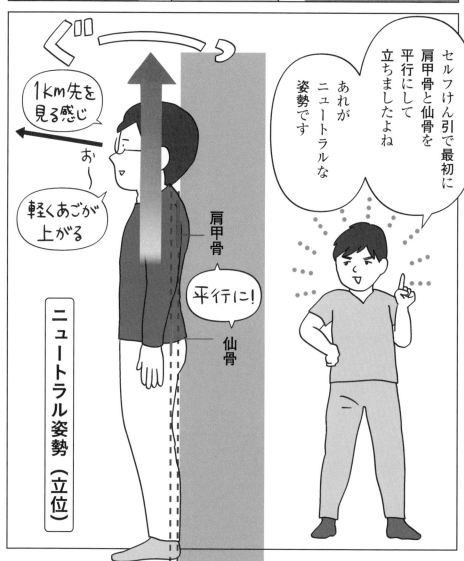

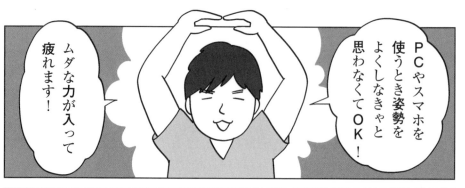

やってみよ〜

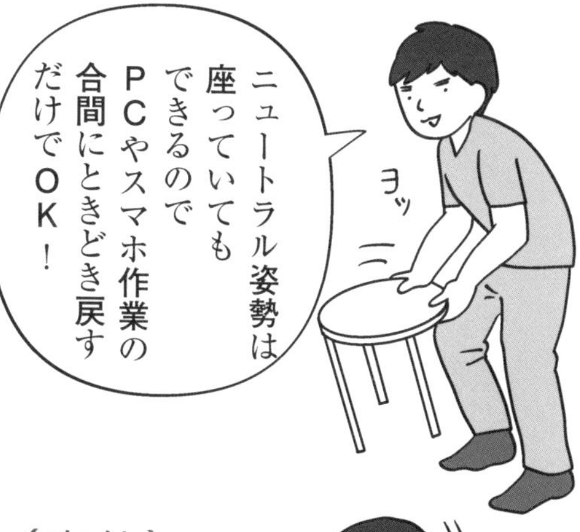
ニュートラル姿勢は
座っていても
できるので
PCやスマホ作業の
合間にときどき戻す
だけでOK!
ヨッ

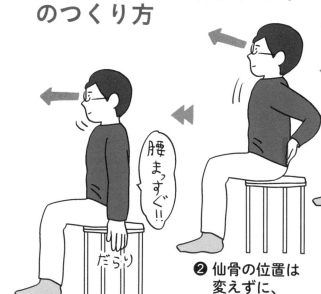

疲れにくくなる ニュートラル姿勢(座位)のつくり方

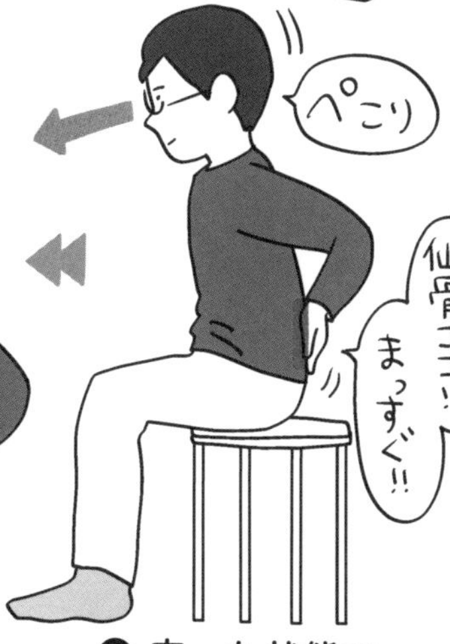
ペこり
仙骨ココ!!
まっすぐ!!

❶ 座った状態で
両手を仙骨に当て、
軽くおじぎをして
仙骨をまっすぐ立て、
位置を確認する

❷ 仙骨の位置は
変えずに、
頭を軽く上げ、
1km先の遠くを見る感じ

腰まっすぐ!!
だらり

❸ 軽くあごを引き、
視線を正面に戻し、
両手を離し、力を抜く。
力を抜いても
腰が丸まらない
状態であればOK!

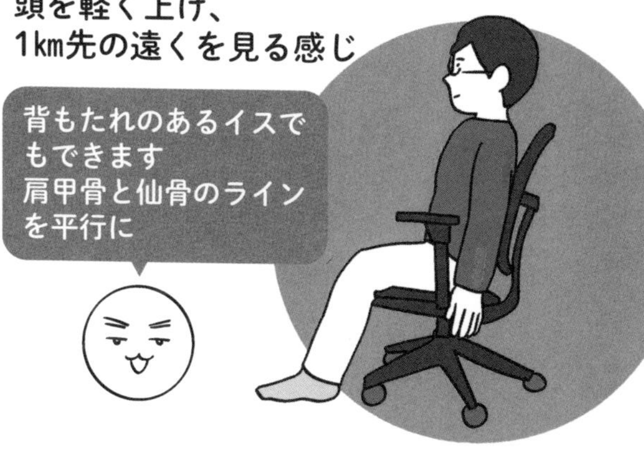
背もたれのあるイスでもできます
肩甲骨と仙骨のラインを平行に

column 6

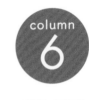

「みぞおち」から動けば ラクに活動できる！
いちばん効率のいい体の動かし方

正しい体の動かし方をすると、どこかに偏って負担をかけることがなく、体を効率よく使えてラクです。

どうやって？　簡単な方法は「みぞおち」だけを意識して動くやり方です。最初だけ意識が必要ですが、慣れてくると体がみぞおちを中心に動くようになります。みなさんも慣れるまで、ちょっと気をつけて、ラクな動きを身につけてみませんか。

みぞおちは、体の深い部分にある筋肉でバランスをとっているとき、その中心になる場所。専門用語では「上半身質量中心」といいます。位置は胸とおへその間ぐらいの、へこんでいるところです。

試しにここを２㎝引き上げてみましょう。自然に腰が立つ感じがしませんか？　いつも動き始めに、この２㎝アップを習慣にしてみましょう。ほかにも理想的な体の動かし方はいろいろ言われますが、あまり細部にこだわると、余計な緊張をまねいて、無理をして逆効果になりがちです。

ですから「みぞおち」だけに注意！　何をするときも、このみぞおちから前に出ていく、みぞおちで受け止める。そんなイメージで動くと、筋肉などは過度な緊張をせず、効率よく力を発揮し、スムーズに動けます。

みぞおちの位置

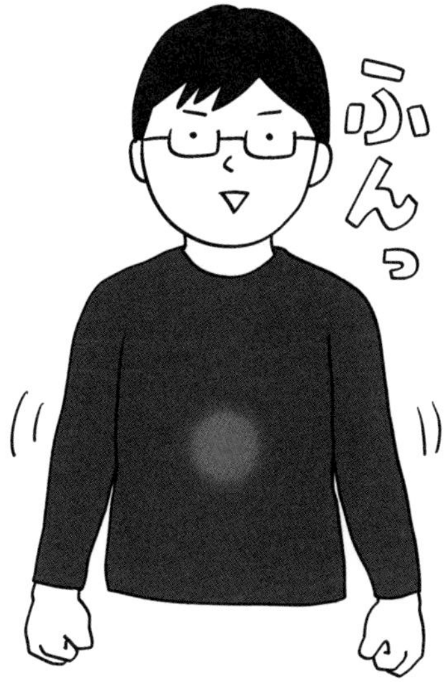

筋膜ほぐし

5 朝、背中ガチガチ

「背中ゆるませ法」で快調に！

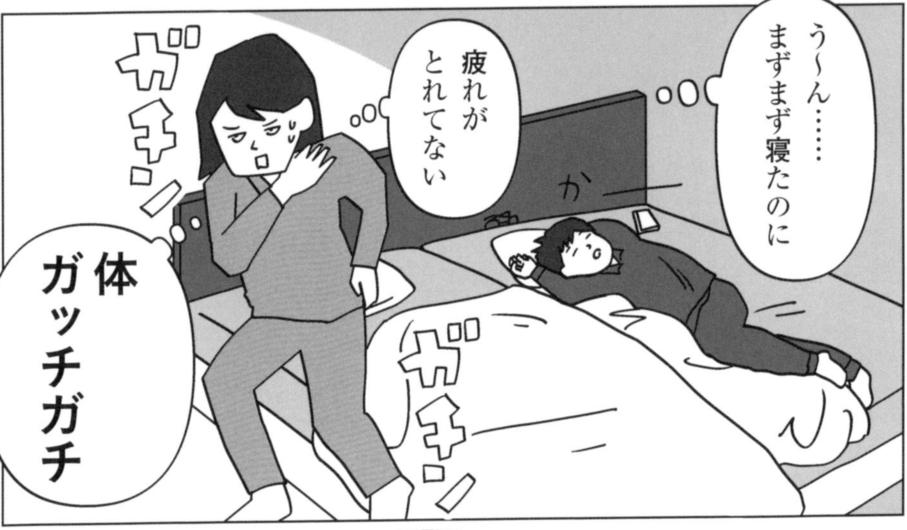
う〜ん……
まずまず寝たのに
か
疲れがとれてない
ガチン
体ガッチガチ
ガチン

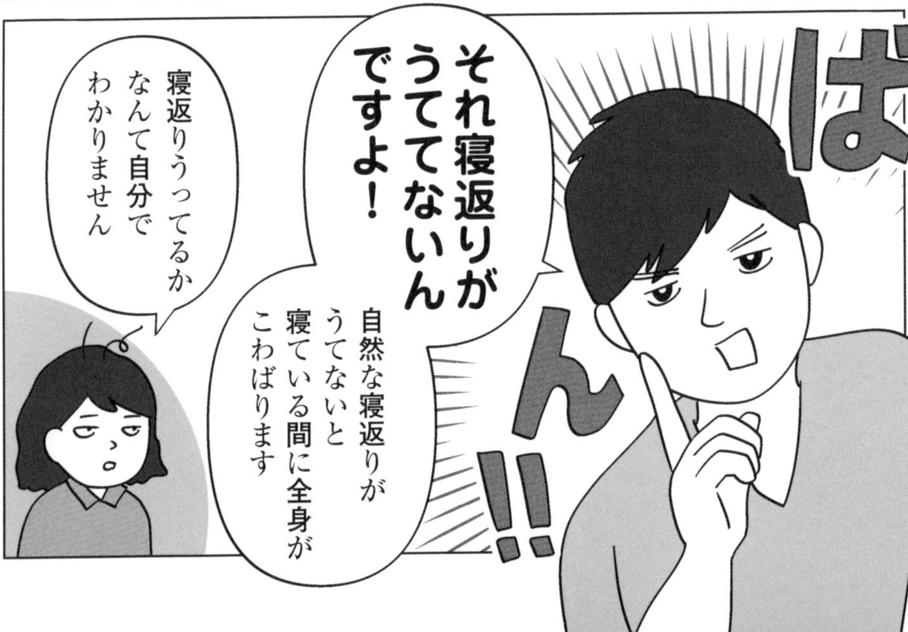
ばん!!
それ寝返りがうてないんですよ！
自然な寝返りがうてないと寝ている間に全身がこわばります
寝返りうってるかなんて自分でわかりません

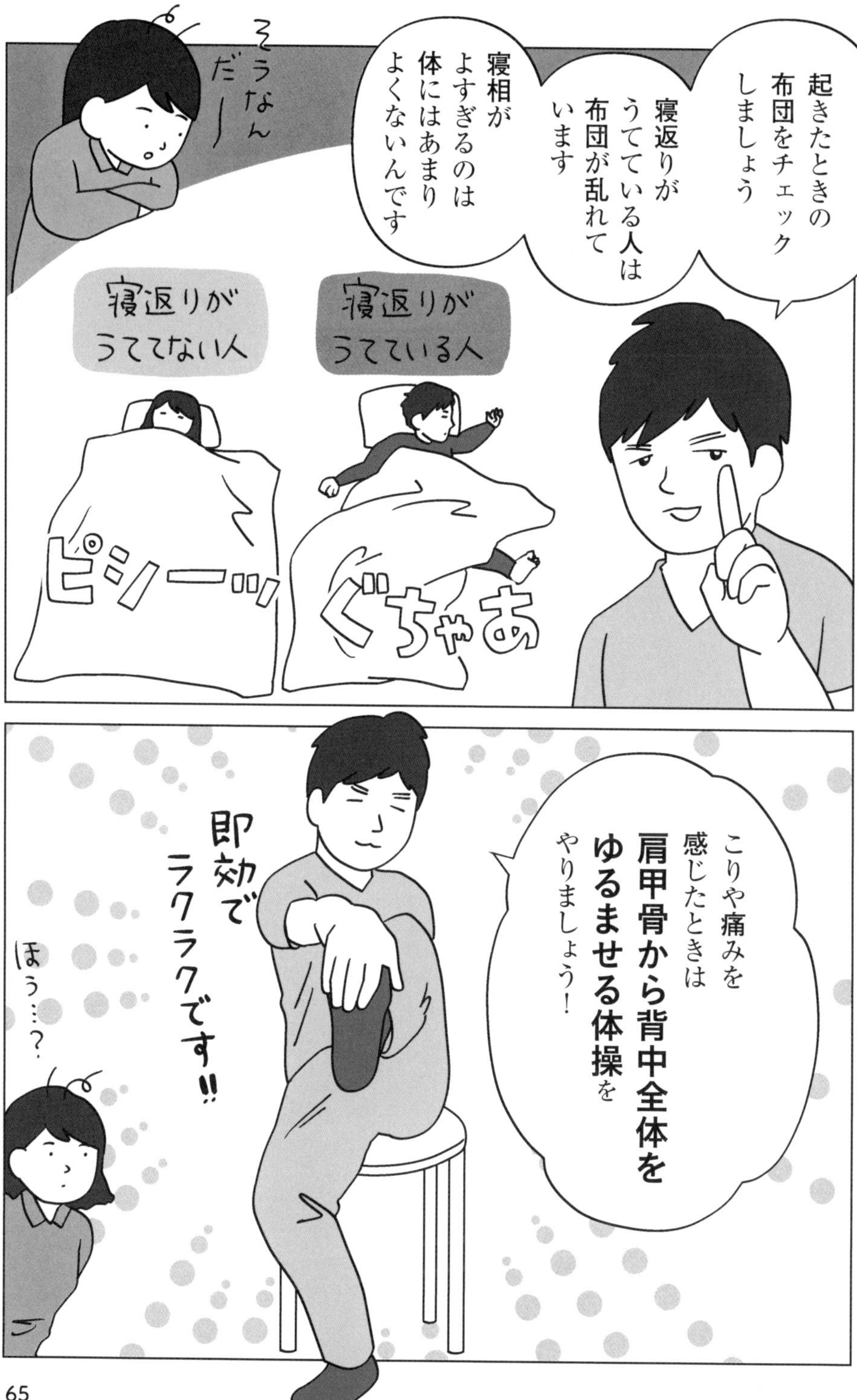

起きたときの布団をチェックしましょう
寝返りがうてている人は布団が乱れています
寝相がよすぎるのは体にはあまりよくないんです
そうなんだー
寝返りがうてている人
寝返りがうてない人
ぐちゃあ
ピシーッ
こりや痛みを感じたときは肩甲骨から背中全体をゆるませる体操をやりましょう!
即効でラクラクです!!
ほう…?

肩甲骨まわりの筋肉をほぐす

背中ゆるませ法

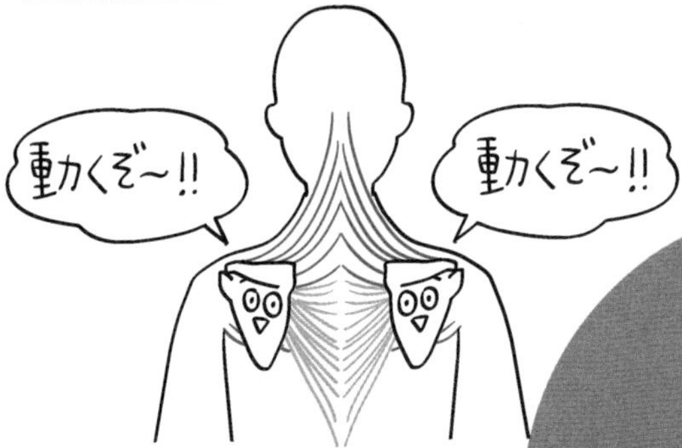

動くぞ〜!!
動くぞ〜!!

硬くなっている肩甲骨を
動かして、ゆるませる。
足を動かす力を利用しよう。

片方の腕は
ロック

❶ イスに座り、片手で
背もたれをはさむか、
座面をつかむ

❷ 空いている手で、
逆の足のつま先をつかみ、
足を蹴るように
ゆっくり動かして、
肩甲骨が背中から
離れきったら、
ゆっくり戻す

右手
左足
ぐーん
お〜
肩甲骨が
動いてる〜

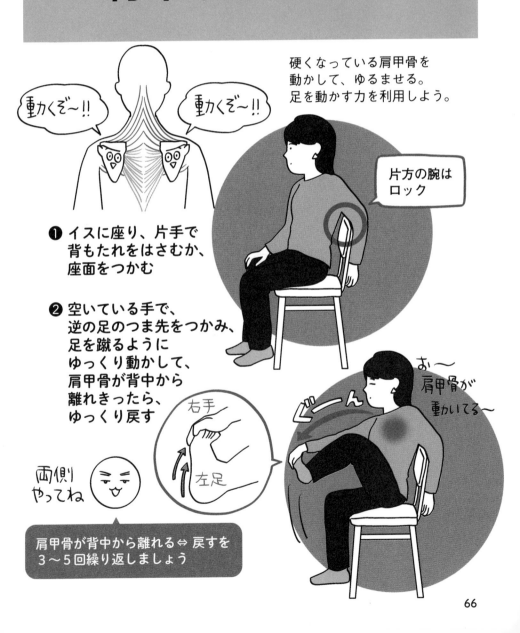

両側
やってね

肩甲骨が背中から離れる⇔戻すを
3〜5回繰り返しましょう

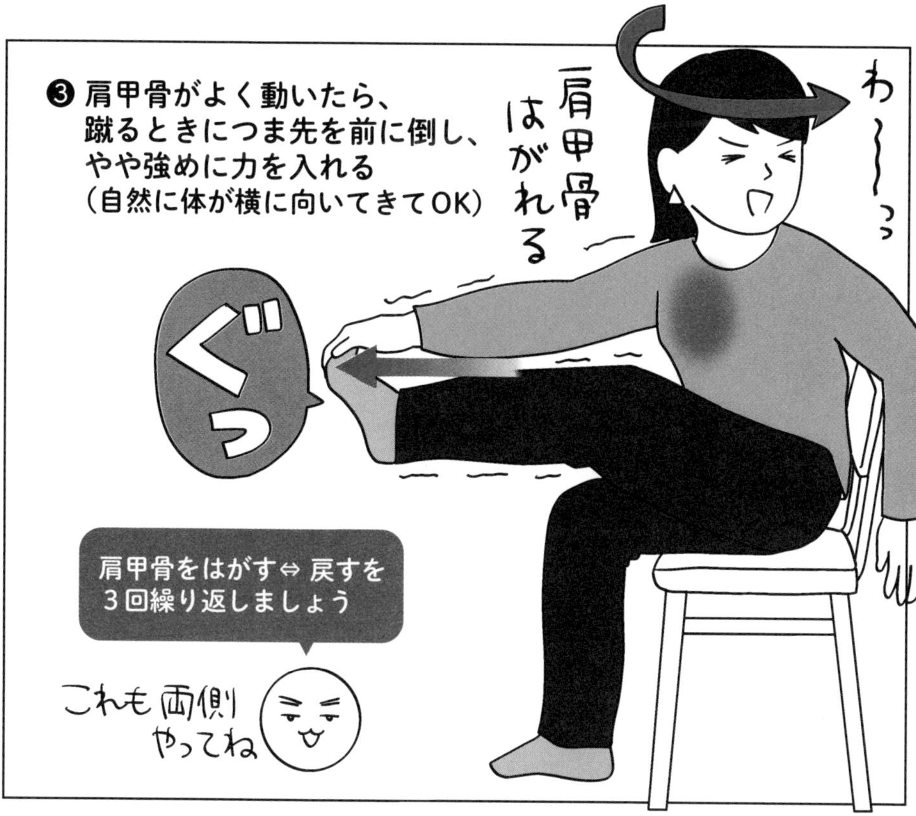
❸ 肩甲骨がよく動いたら、
蹴るときにつま先を前に倒し、
やや強めに力を入れる
（自然に体が横に向いてきてOK）
肩甲骨はがれる
わ〜〜っっ
ぐっ
肩甲骨をはがす⇔ 戻すを
3回繰り返しましょう
これも両側やってね

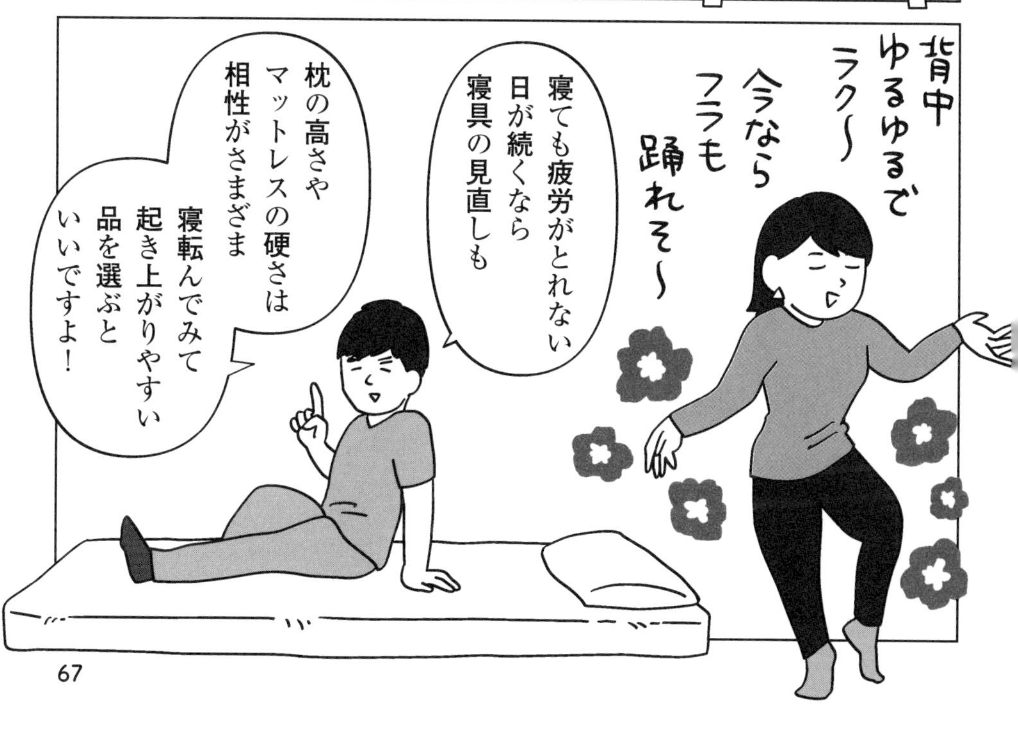
背中ゆるゆるでラク〜
今ならフラも踊れそ〜
寝ても疲労がとれない日が続くなら寝具の見直しも
枕の高さやマットレスの硬さは相性がさまざま
寝転んでみて起き上がりやすい品を選ぶといいですよ！

筋膜ほぐし

6 足がつる!!

つりそうなときは「ふくらはぎほぐし」

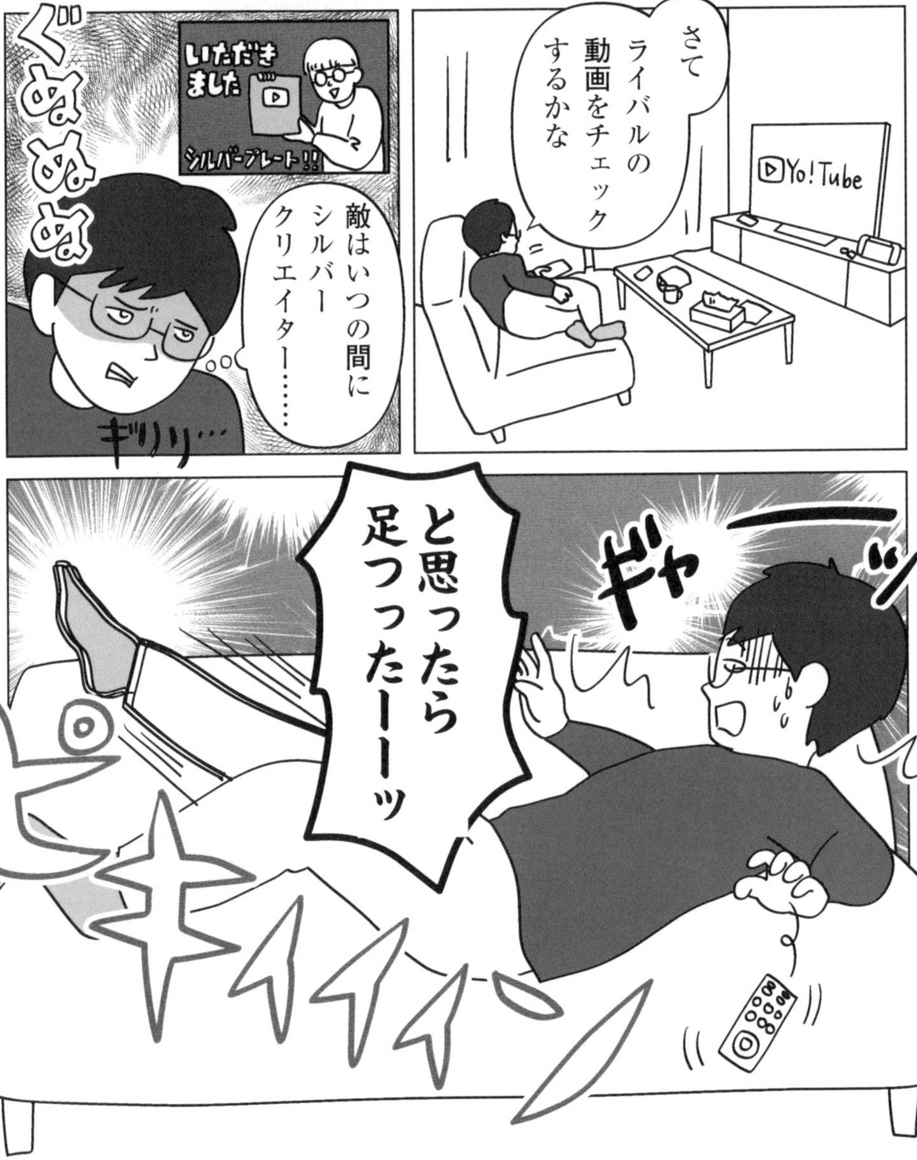
さて
ライバルの動画をチェックするかな
Yo!Tube
ぐぬぬぬ
いただきました
シルバープレート!!
敵はいつの間にシルバークリエイターー……
ギリリ…
ギャーーッ
と思ったら足つったーーーッ
ピキイイイン

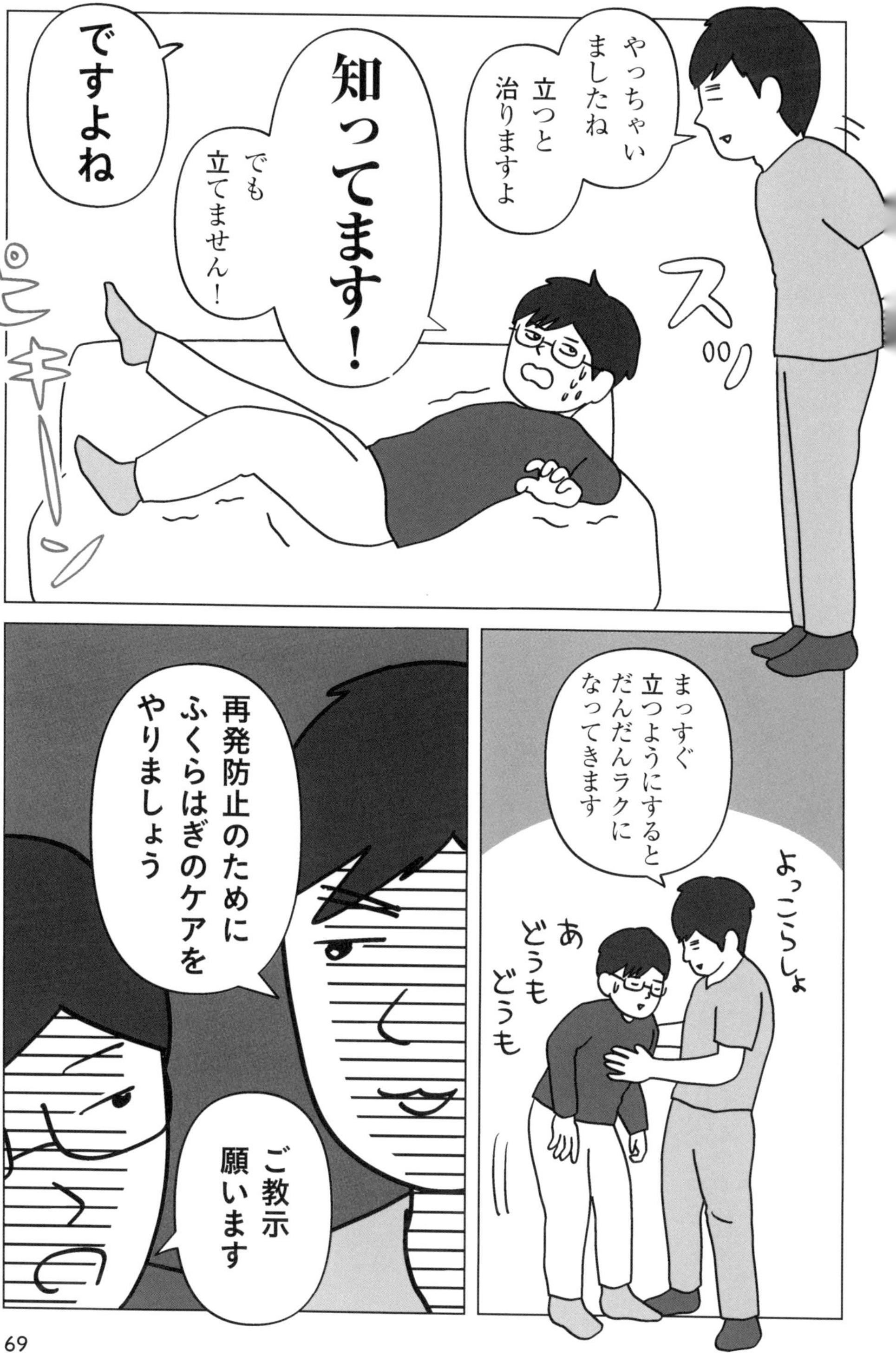
やっちゃいましたね
立つと治りますよ
スッ
知ってます！
でも立てません！
ですよね
ピキーン
まっすぐ立つようにするとだんだんラクになってきます
よっこらしょ
あ どうもどうも
再発防止のためにふくらはぎのケアをやりましょう
ご教示願います

血流を改善し、足つりを防ぐ

ふくらはぎほぐし

ふくらはぎの表層に近いところに２つの筋肉が重なっている。上がヒフク筋、その下奥にヒラメ筋。つりやすいふくらはぎはヒフク筋とヒラメ筋の間に指を入れてケアしよう！

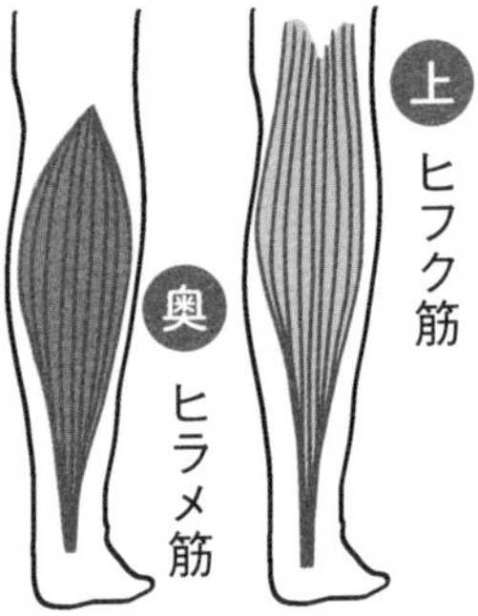
上
ヒフク筋
奥
ヒラメ筋

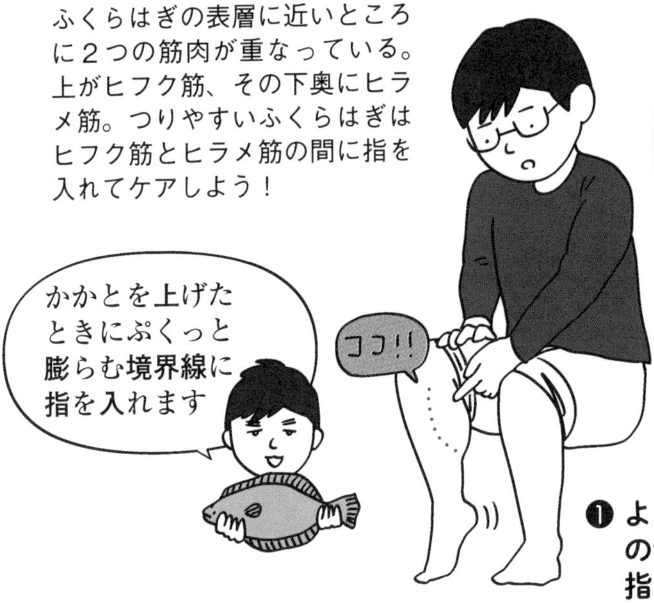
かかとを上げたときにぷくっと膨らむ境界線に指を入れます
ココ!!

❶ よくつる足をももにのせ、ふくらはぎの指が入るところに親指を入れてほぐす

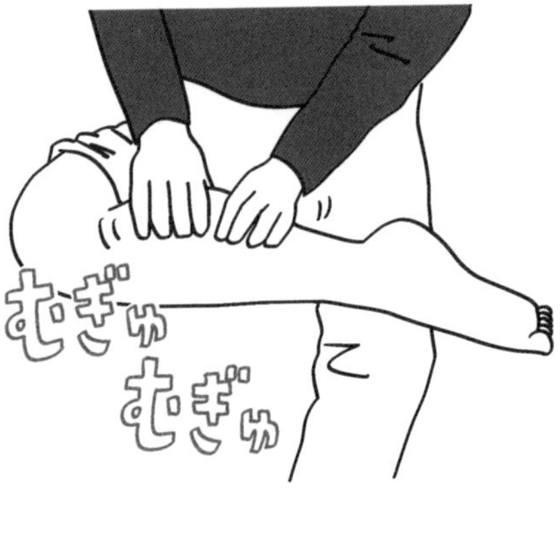
むぎゅ
むぎゅ

❷ 両手でふくらはぎをつかんでねじり、戻す

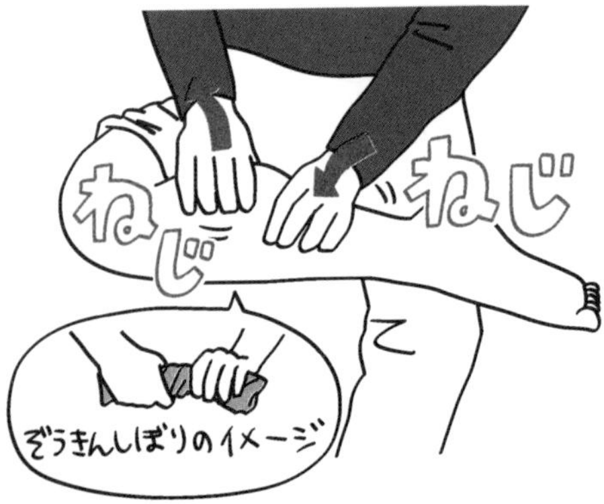
ねじ
ねじ
ぞうきんしぼりのイメージ

末梢《まっしょう》の血流を促す

足指ほぐし

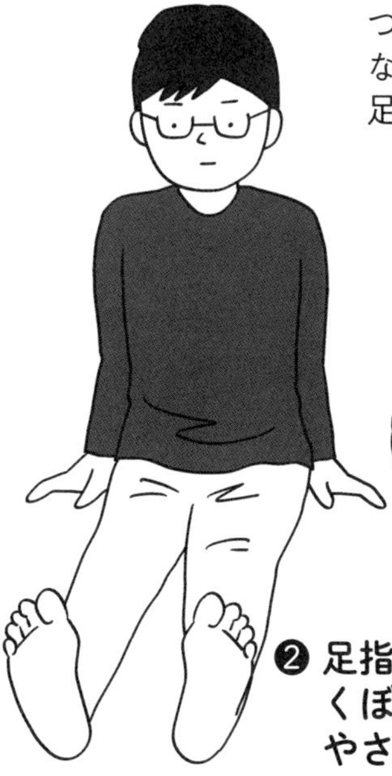

つるのがクセになっている人は、足の指が動かなくなっていることが原因の一つである可能性も！
足指をめざめさせるケアをしよう。

❶ 手で行うのと同じように、足指でグー、パーを繰り返す

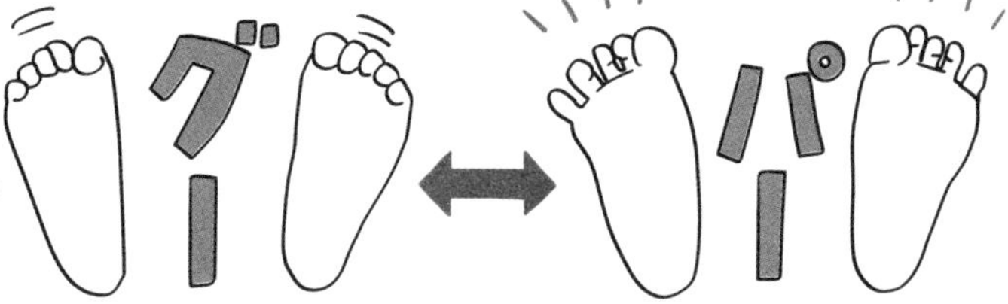

グー
パー

❷ 足指の水かきから甲にかけて、くぼんでいるところをやさしく指圧

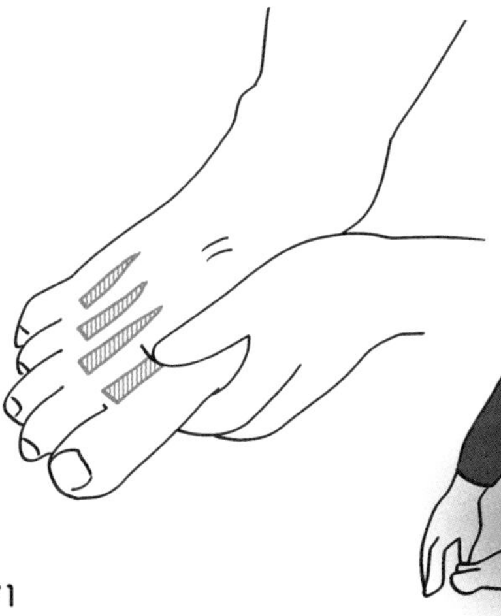

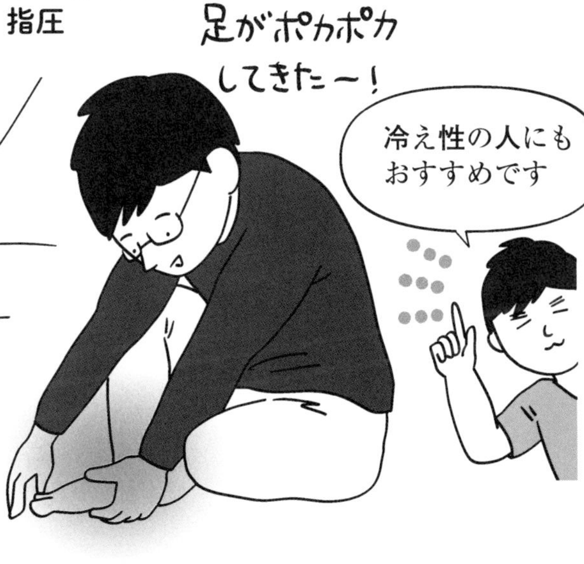

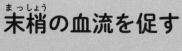

足がポカポカしてきた〜！
冷え性の人にもおすすめです

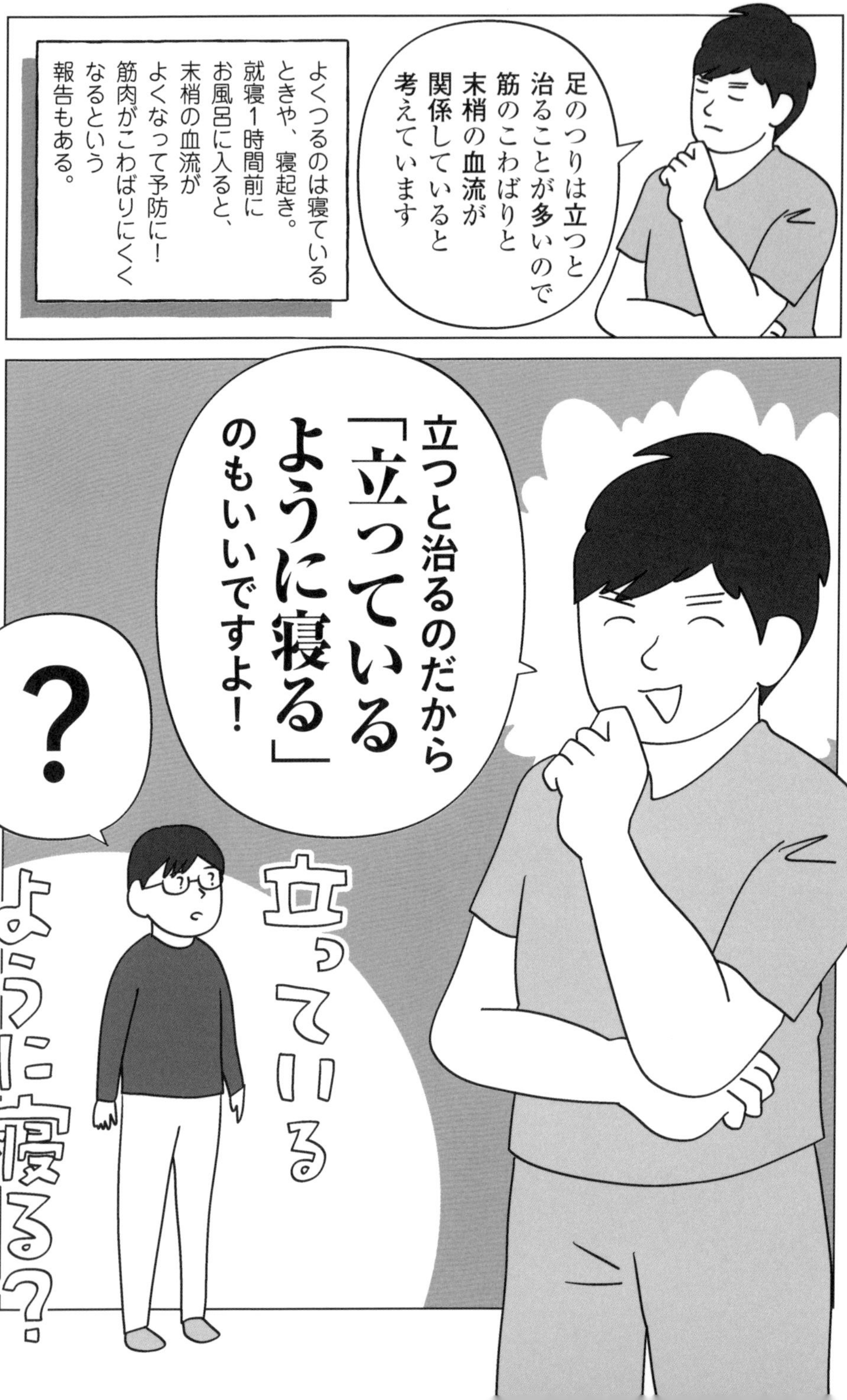
足のつりは立つと治ることが多いので筋のこわばりと末梢の血流が関係していると考えています
よくつるのは寝ているときや、寝起き。就寝1時間前にお風呂に入ると、末梢の血流がよくなって予防に！筋肉がこわばりにくくなるという報告もある。
立つと治るのだから「立っているように寝る」のもいいですよ！
？
立っているように寝る？

立っているように寝て

足つりを予防する

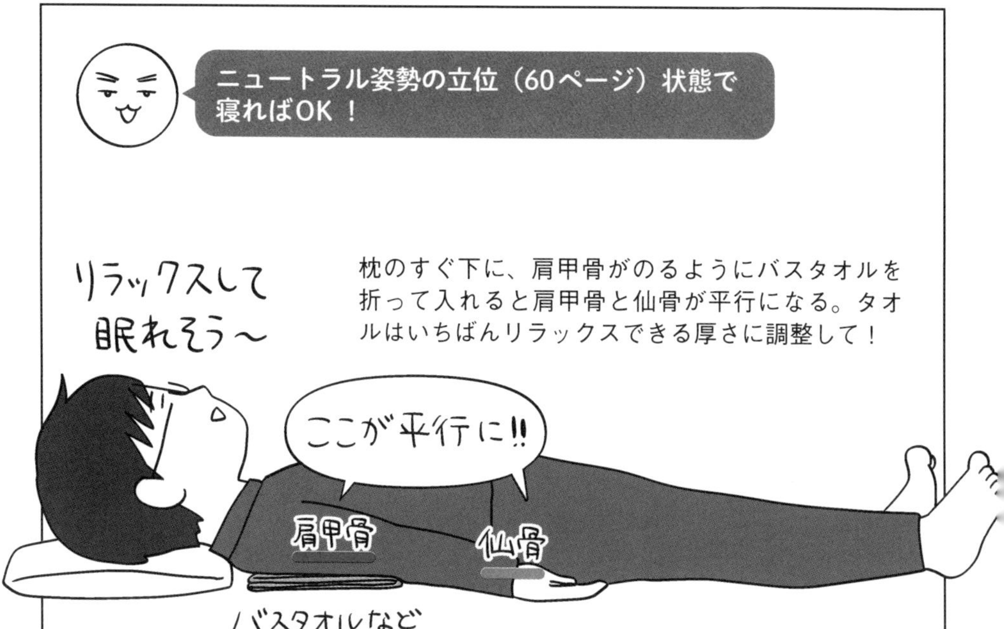

ニュートラル姿勢の立位（60ページ）状態で寝ればOK！
リラックスして眠れそう〜
枕のすぐ下に、肩甲骨がのるようにバスタオルを折って入れると肩甲骨と仙骨が平行になる。タオルはいちばんリラックスできる厚さに調整して！
ここが平行に!!
肩甲骨
仙骨
バスタオルなど

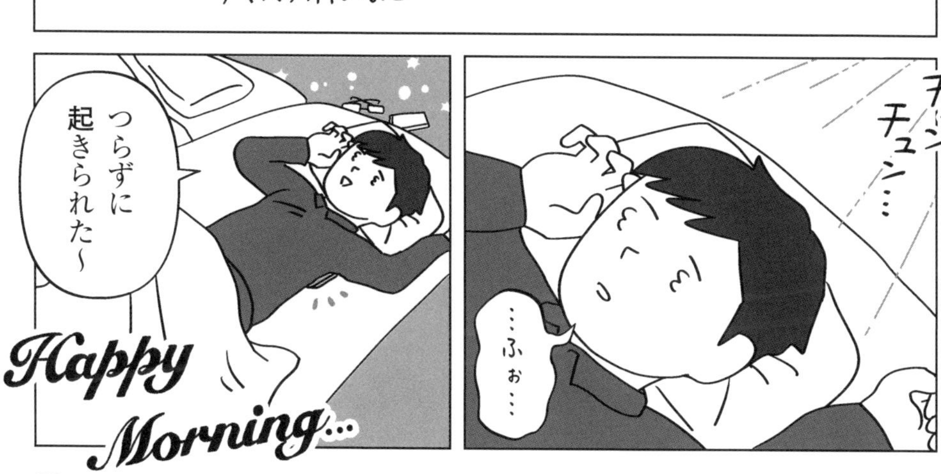

チュンチュン…
…ふぉ…
つらずに起きられた〜
Happy Morning…

筋膜ほぐし

7 むくみで足首がない!!

「おまたひねり」でスッキリ!

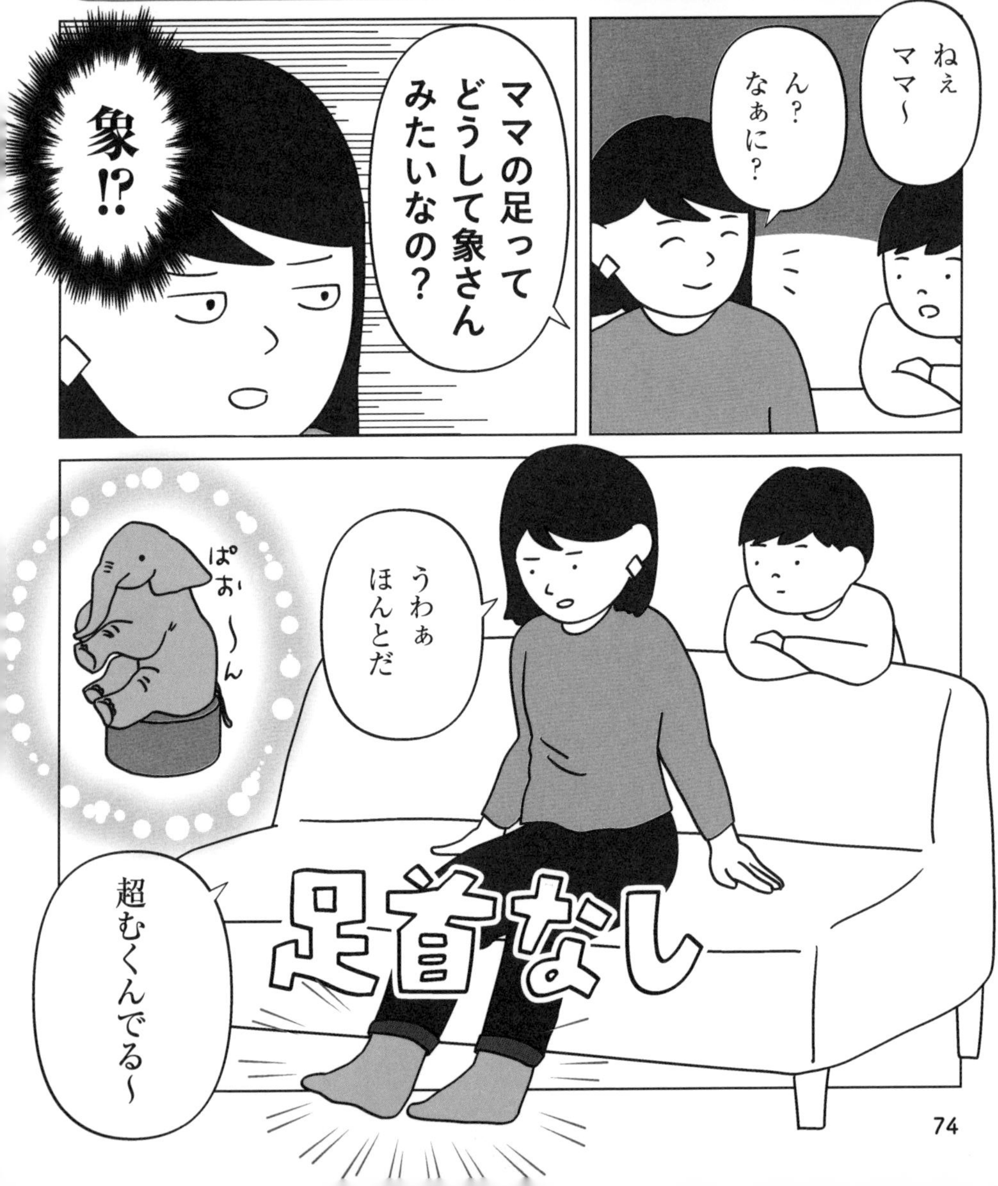
ねぇ ママ～
ん？なぁに？
ママの足ってどうして象さんみたいなの？
象!?
うわぁ ほんとだ
ぱお～ん
足首なし
超むくんでる～

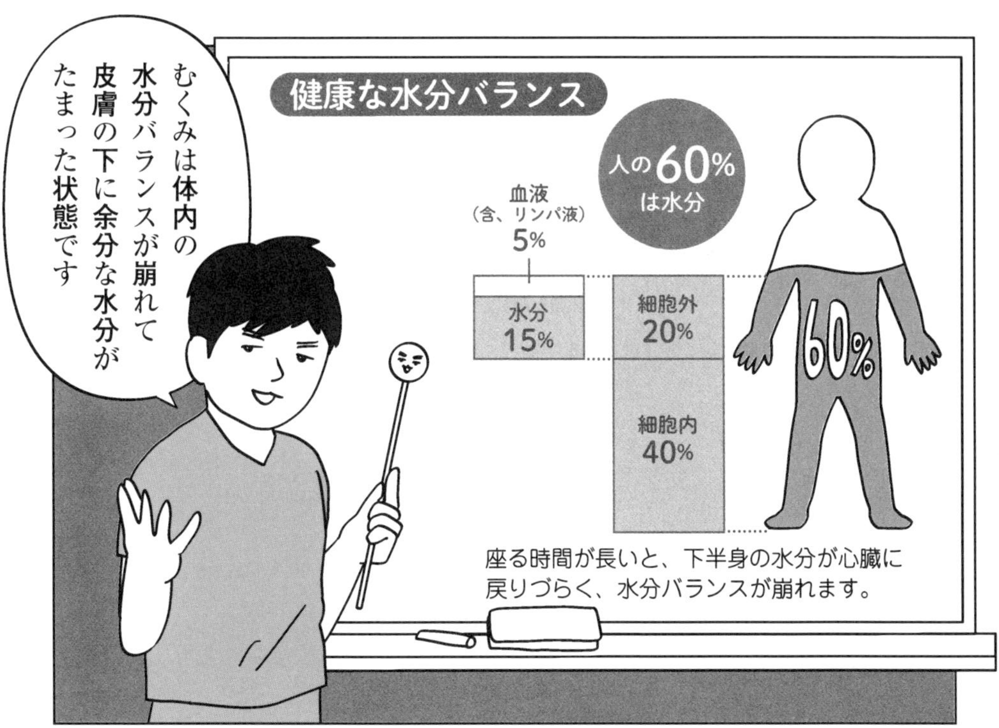
むくみは体内の水分バランスが崩れて皮膚の下に余分な水分がたまった状態です
健康な水分バランス
人の60%は水分
血液
（含、リンパ液）
5%
水分
15%
細胞外
20%
細胞内
40%
60%
座る時間が長いと、下半身の水分が心臓に戻りづらく、水分バランスが崩れます。

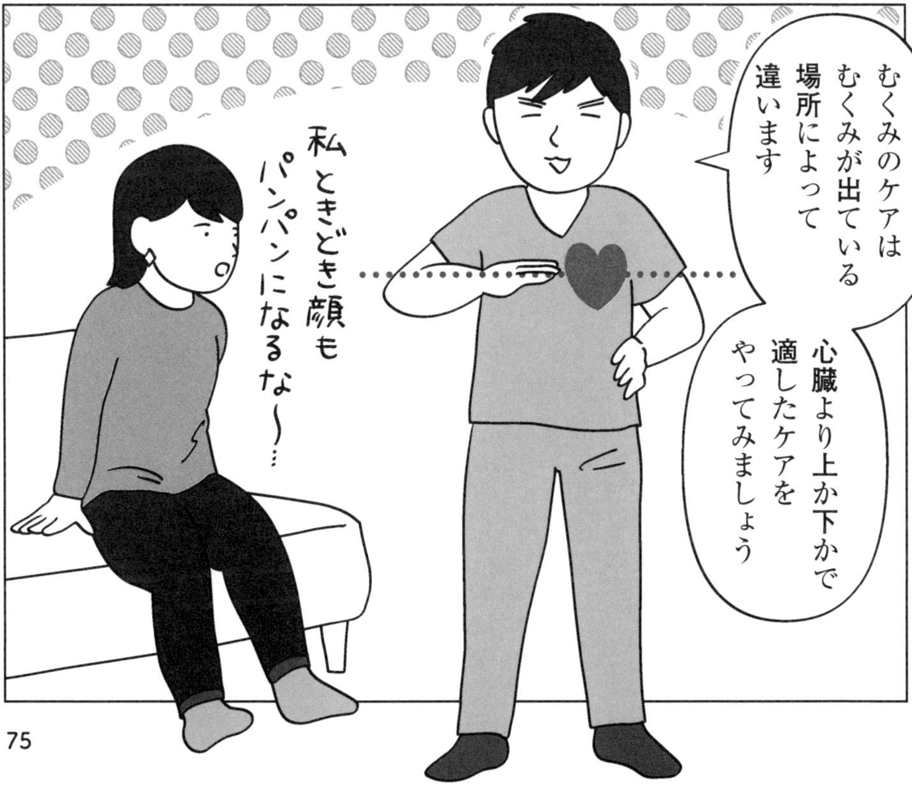
むくみのケアはむくみが出ている場所によって違います
心臓より上か下かで適したケアをやってみましょう
私ときどき顔もパンパンになるな〜…

心臓より
下
にむくみがある人

血液の循環をよくする

おまたひねり

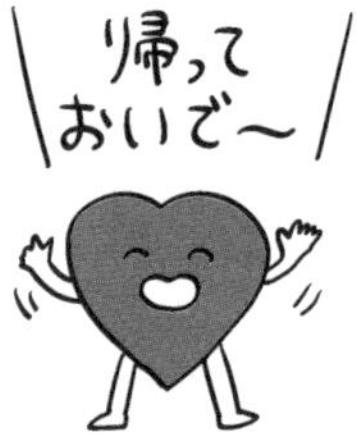
帰っておいで～

下半身の水分が心臓へ戻るのを促すケア法。あまり動かなかった日は、寝る前やお風呂の中で、やさしくひねりましょう。

もものつけ根（鼠《そ》蹊《けい》部）とその下を両手でつかみ、皮膚をやさしくひねって戻す

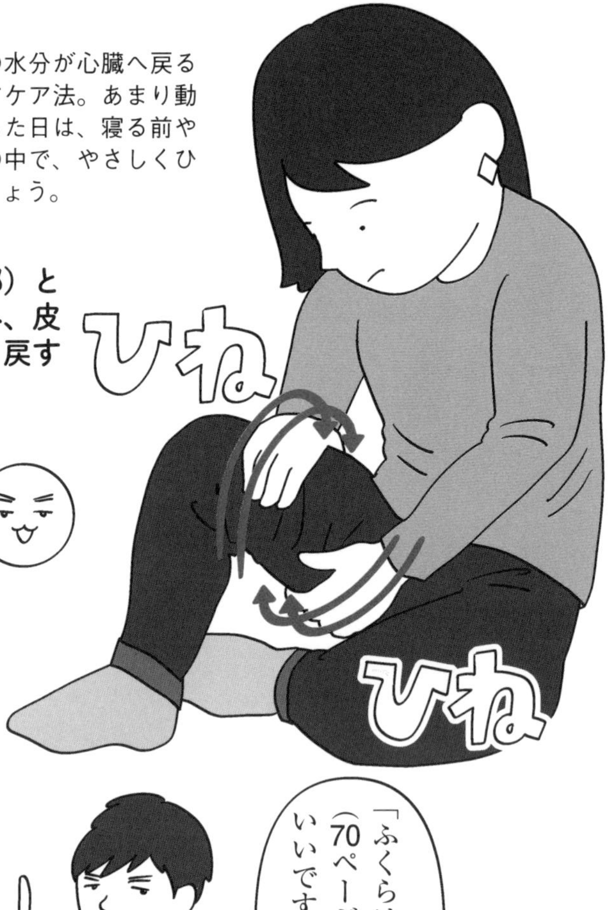
ひね
ひね

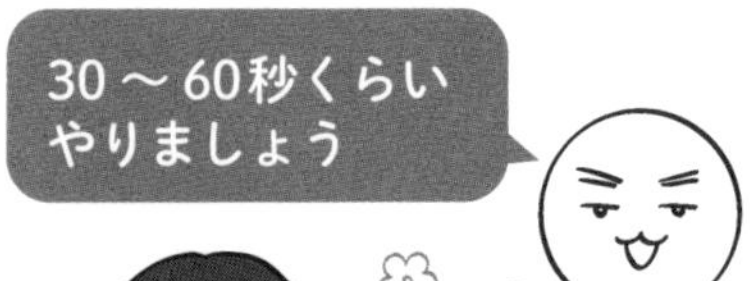
30～60秒くらいやりましょう

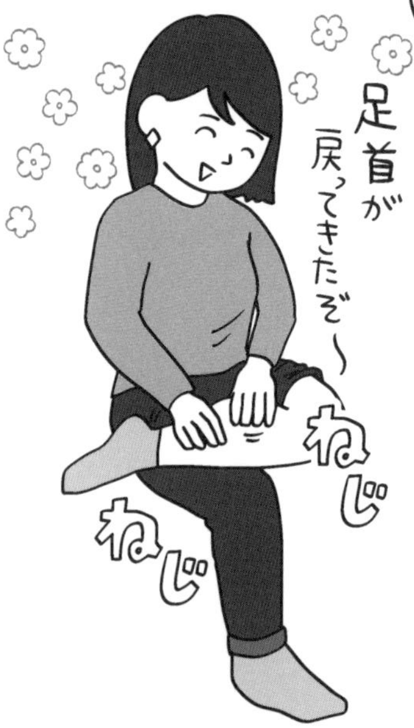
足首が戻ってきたぞ～
ねじ
ねじ

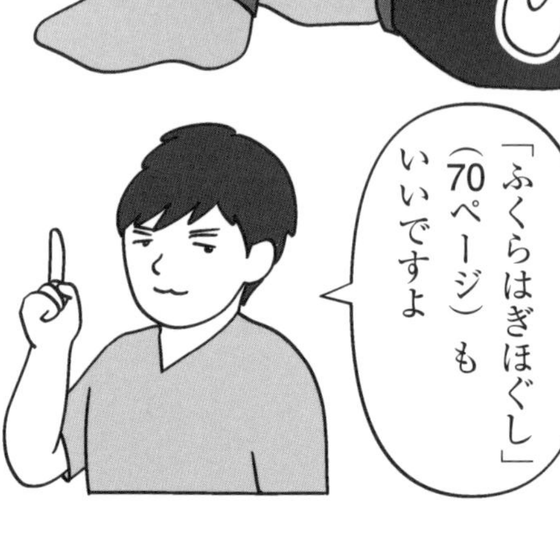
「ふくらはぎほぐし」（70ページ）もいいですよ

心臓より
上
にむくみがある人

体の中の水分代謝を改善する

フェイシャルおなで

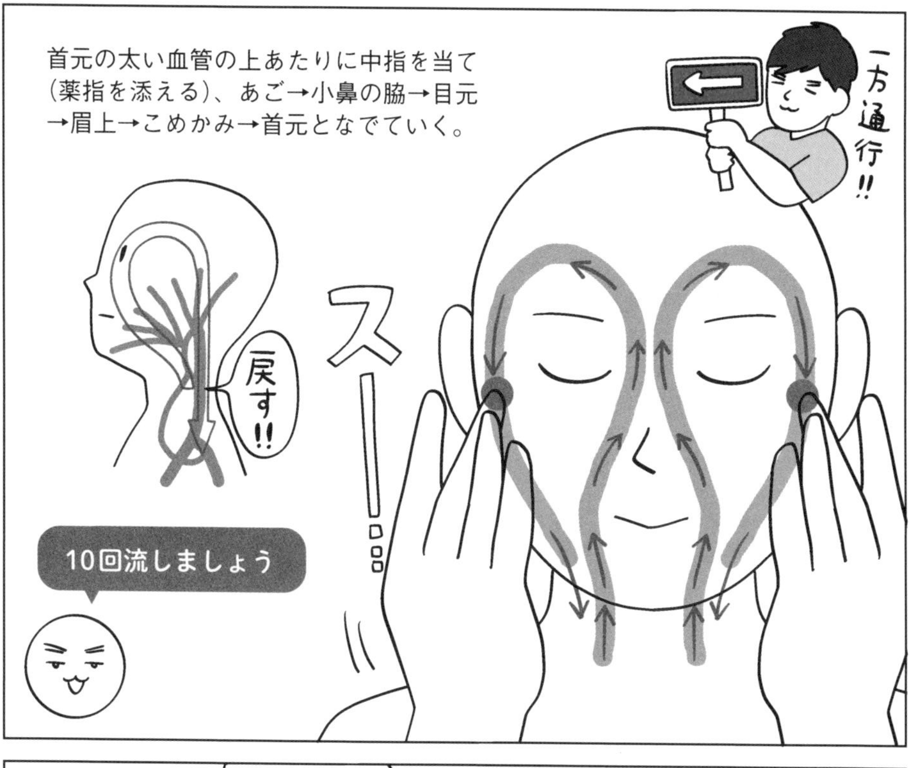

首元の太い血管の上あたりに中指を当て（薬指を添える）、あご→小鼻の脇→目元→眉上→こめかみ→首元となでていく。
一方通行!!
戻す!!
ス――…
10回流しましょう

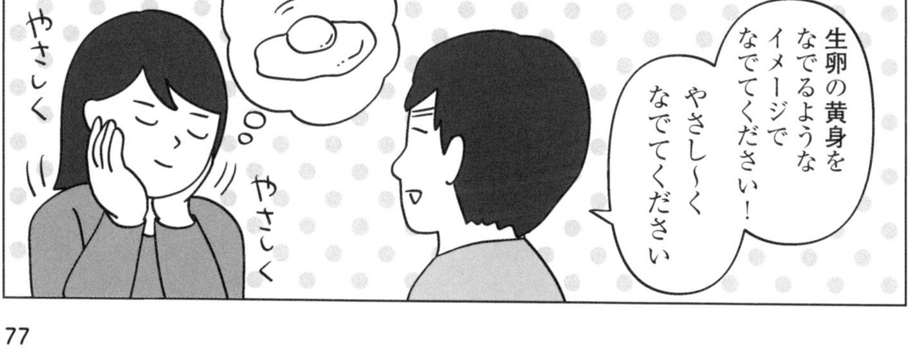

生卵の黄身をなでるようなイメージでなでてください！
やさし〜くなでてください
やさしく
やさしく

column 7

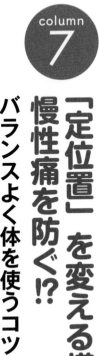

「定位置」を変える模様替えが慢性痛を防ぐ⁉
バランスよく体を使うコツ

誰にでも、体の使い方や歩き方に独特のクセがあり、どんなに姿勢のいい人でも体は左右対称ではありません。左右差や傾き、ねじれはいずれ慢性痛の原因になることが多いので、なるべく生じないよう、体をバランスよく使いたいもの。しかし、普段、無意識にしていることを意識的に修正するのは難しいので、「定期的な部屋の模様替え」をおすすめしています。

いつも右を向いてテレビを見ている人は、テレビを反対側に移すか、イスを反対側に移しましょう。パートナーがいて、定位置が決まっているなら、ときどきチェンジするのでもＯＫ。左右どちらかに傾いたり、体をねじったままの姿勢を続けたりする機会を減らすのです。

定期的に室内のレイアウトを変えて、逆向きの動線で動く機会を増やすのもいいですね。家庭の中の「定位置」のせいで起きている左右差はよくあることなので、ぜひ手軽な予防法の一つと思って、試してみてください。

ほかにも左右差や傾き、ねじれを起こしやすいクセは、

・どちらか一方で足を組む
・片肘で頬づえをつく
・どちらか一方での横座り
・どちらか一方で荷物を持つ
・どちらか一方での横向き寝

など。なるべくこうしたことをしないように気をつけることも大切です。

左右差などは自分で、鏡で確認できます。まっすぐに立ったつもりでも、肩の位置や、手足の長さが違うでしょう。

よく見なければわからないほんの数ミリの違いであることがほとんどで、それは大きな問題ではありません。しかし、その状態が長く続いたり、差が悪化したりした場合に、体のどこかに負担がかかり、慢性痛につながるリスクとなります。暮らしの中で防いでいきましょう！

筋膜ほぐし

8 視力がじわじわ下がってる!!

「視野トレ」でスキッ！

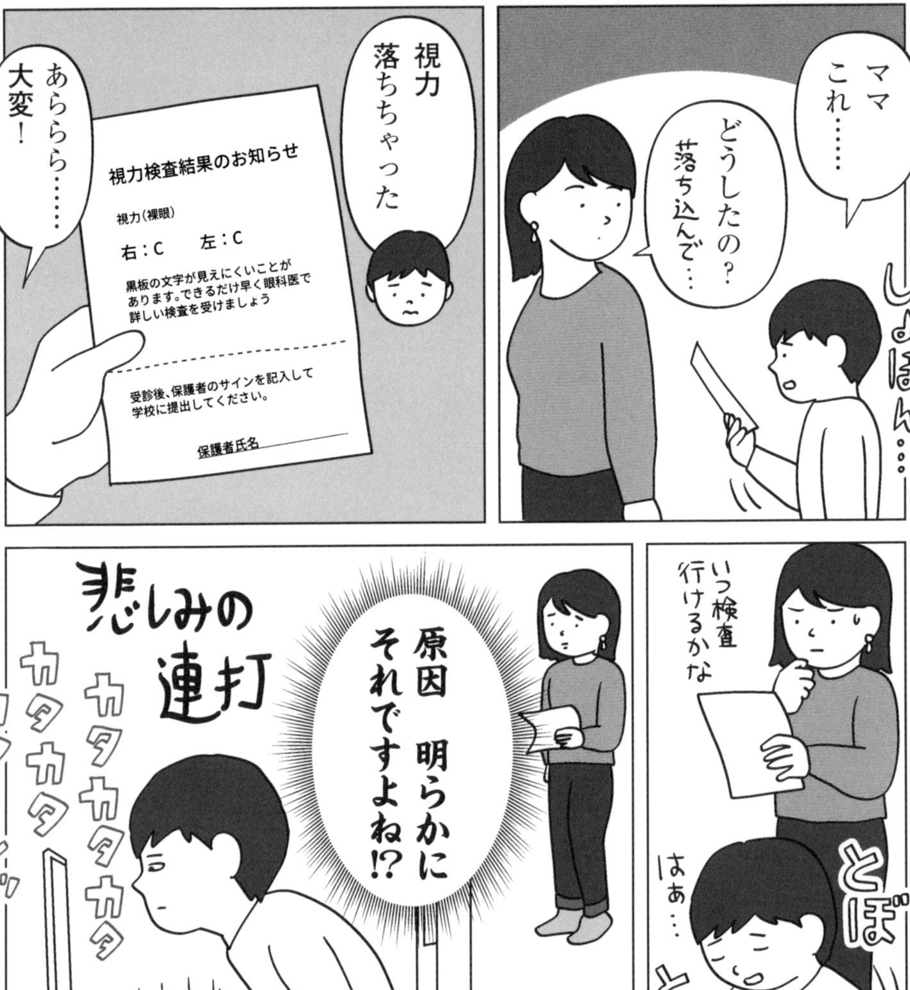
ママ これ……
どうしたの？ 落ち込んで…
しょぼん…
視力落ちちゃった
あららら…… 大変！
視力検査結果のお知らせ
視力（裸眼）
右：C　左：C
黒板の文字が見えにくいことがあります。できるだけ早く眼科医で詳しい検査を受けましょう
受診後、保護者のサインを記入して学校に提出してください。
保護者氏名
いつ検査行けるかな
とぼ とぼ
はあ…
原因 明らかにそれですよね!?
悲しみの連打
カタカタカタ
カタカタ
カターンッ

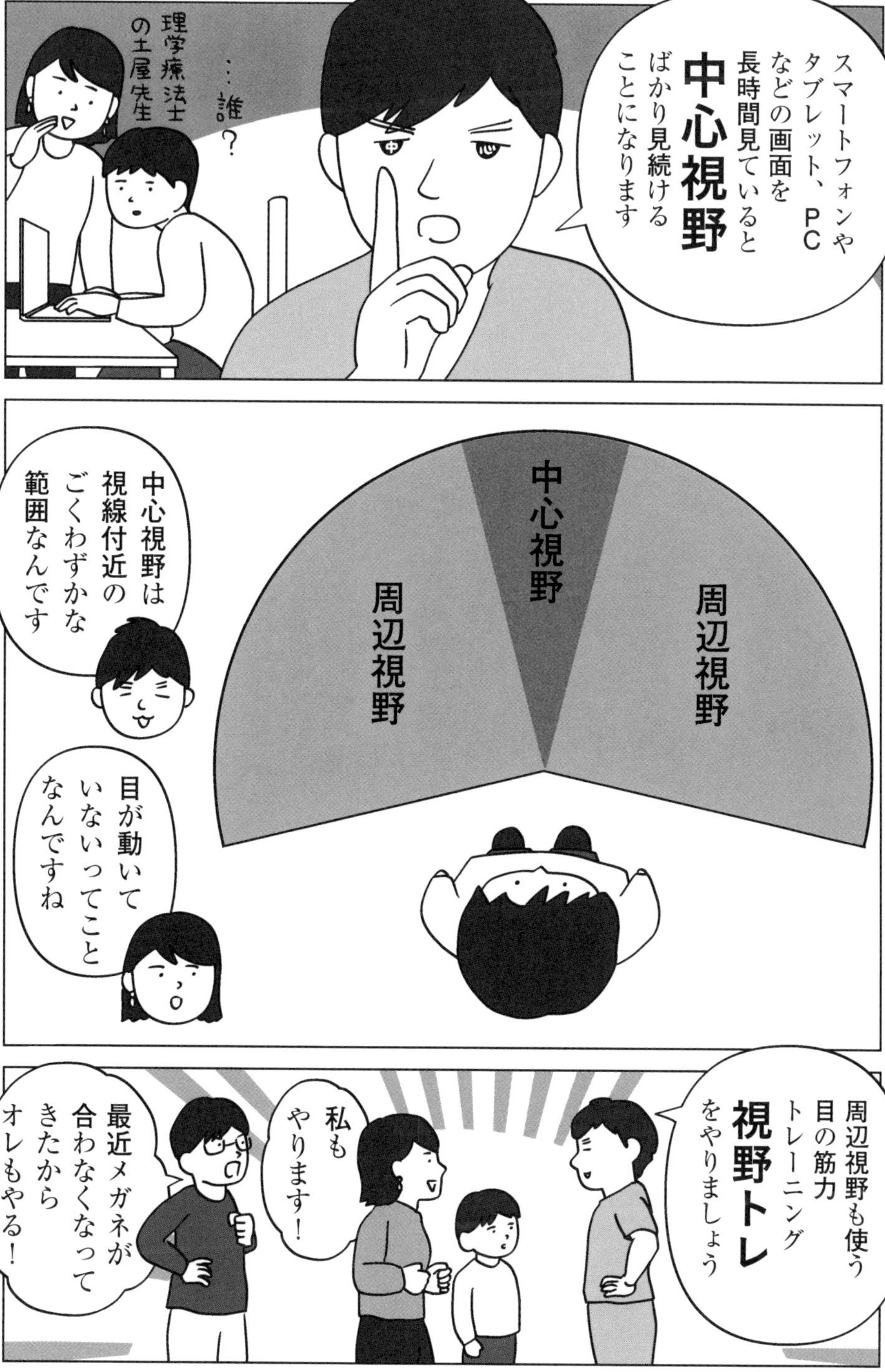
スマートフォンやタブレット、PCなどの画面を長時間見ていると中心視野ばかり見続けることになります
…誰？
理学療法士の土屋先生
中心視野
周辺視野
周辺視野
中心視野は視線付近のごくわずかな範囲なんです
目が動いていないってことなんですね
周辺視野も使う目の筋力トレーニング視野トレをやりましょう
私もやります！
最近メガネが合わなくなってきたからオレもやる！

目の機能を活性化させる

視野トレ

周辺視野を見るトレーニング。短時間でできるので、スマホやPCを1時間以上使ったら、ちょっとひと休みしてやりましょう！

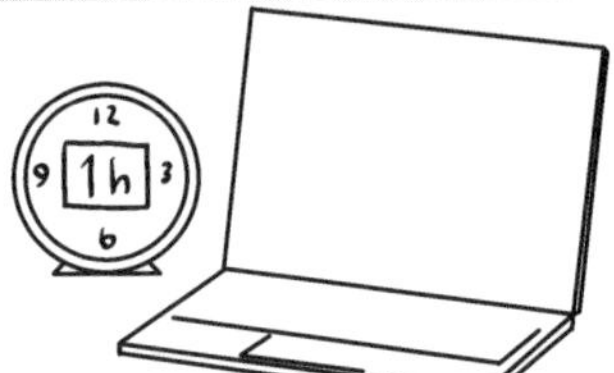

12
9
1h
3
6

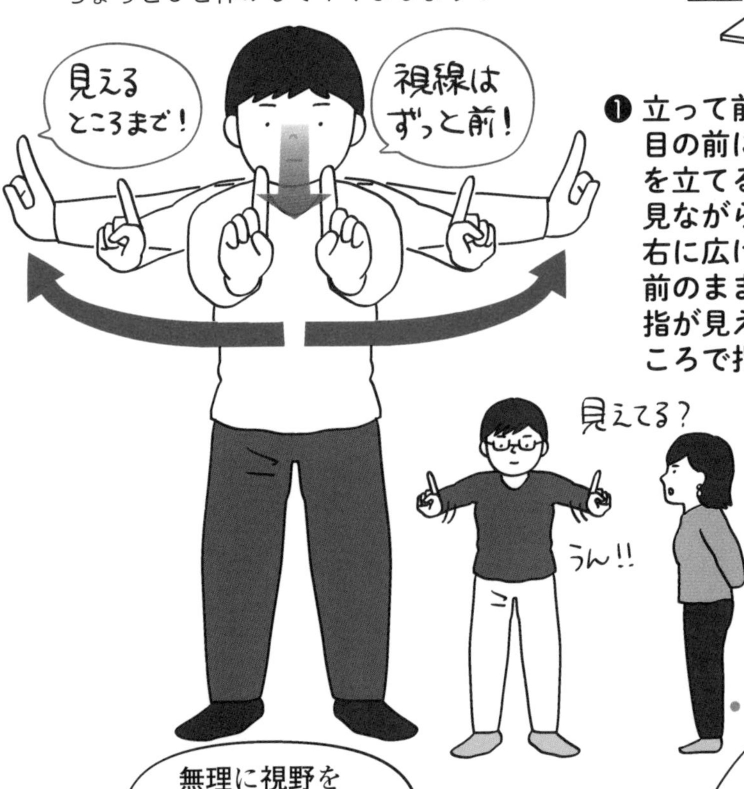

見えるところまで！
視線はずっと前！
見えてる？
うん!!

❶ 立って前に腕を上げ、目の前に両手の人さし指を立てる。まっすぐ前を見ながら、立てた指を左右に広げていき、視線は前のまま目の端で立てた指が見えるギリギリのところで指の動きを止める

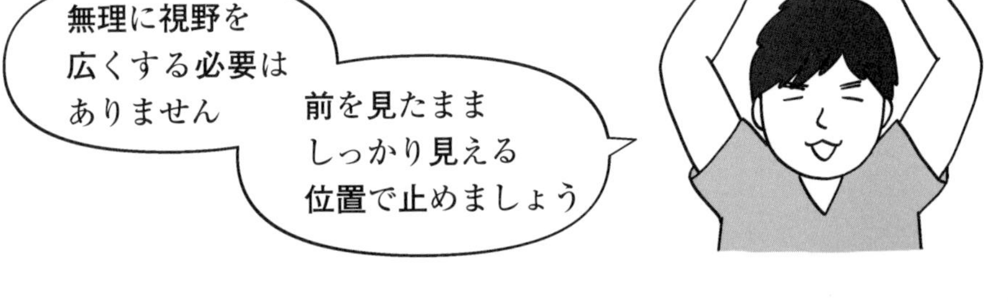

無理に視野を広くする**必要**はありません
前を見たまましっかり**見える**位置で止めましょう

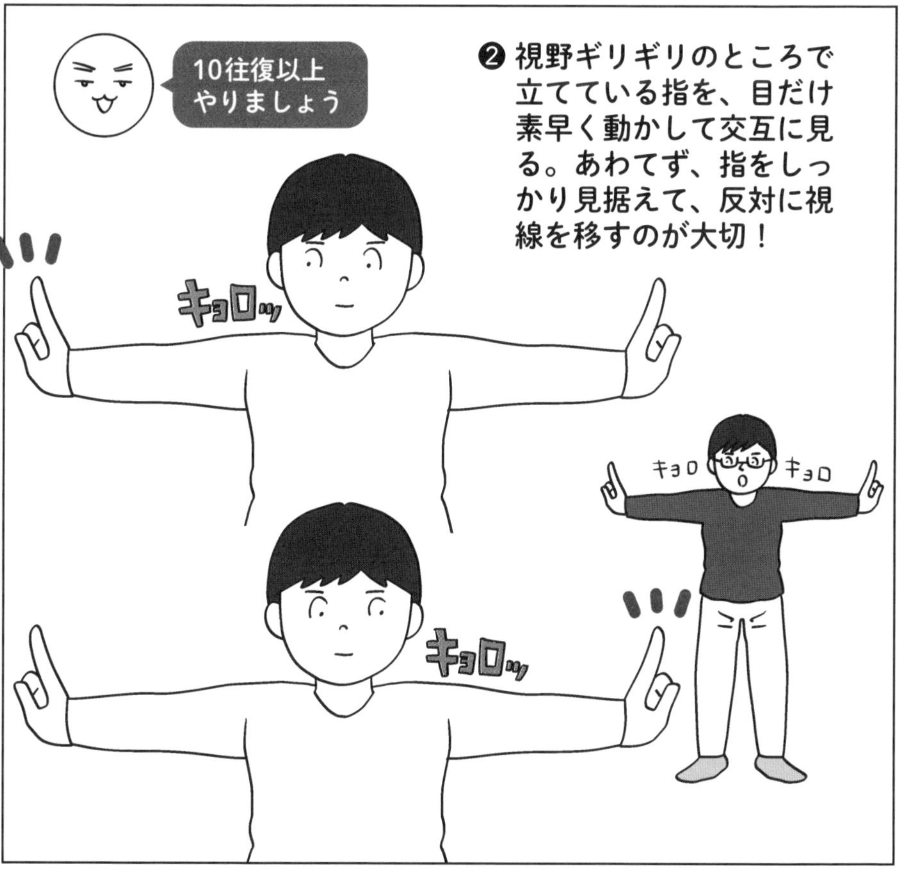
❷ 視野ギリギリのところで立てている指を、目だけ素早く動かして交互に見る。あわてず、指をしっかり見据えて、反対に視線を移すのが大切！
10往復以上やりましょう
キョロッ
キョロッ
キョロ
キョロ

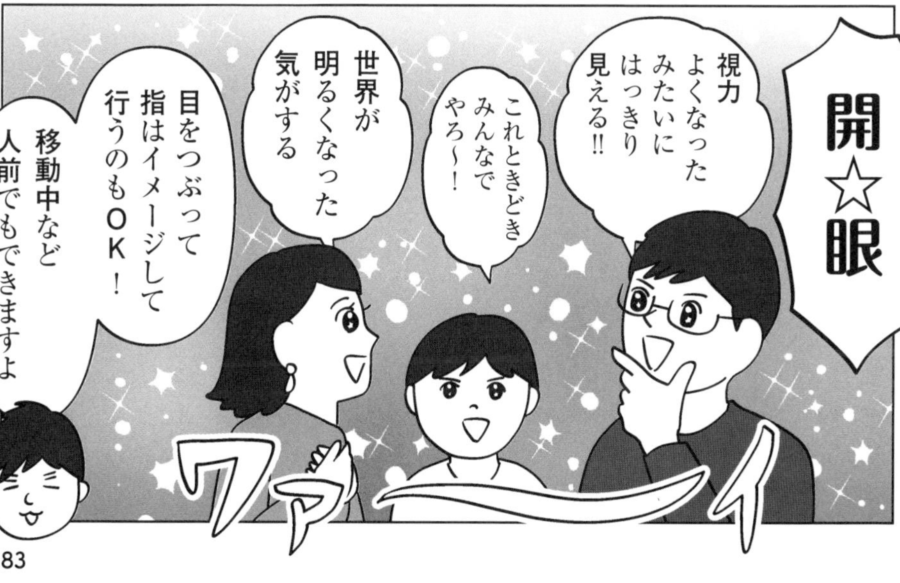
開☆眼
視力よくなったみたいにはっきり見える!!
これときどきみんなでやろ〜！
世界が明るくなった気がする
目をつぶって指はイメージして行うのもOK！
移動中など人前でもできますよ
ワァーーイ

column 8

ラクに作業できるPC環境をつくろう！

自動的にいい姿勢がとれる環境に

パソコンを使う時間が長い人は、少しでもラクに作業できる理想の環境に近づけるように工夫してみましょう。環境が能率を左右することもあるので、試してみる価値があります！　理想はずばり、イラストのような位置関係。立ってパソコン操作する環境・時間もつくれたらもっとも理想的です。

「パソコンの前にほぼ一日中座りっぱなしです」。コロナ禍で増えた慢性痛の患者さんにライフスタイルを尋ねると、そう答える人が少なくありません。リモートワークになった人も増えたので、本来ならデスクワークを長時間するには無理がある机やイス、スペースで頑張っているケースも多いようです。

無理がたたる前にラクをめざしましょう。そして合間にニュートラル姿勢（60ページ）に戻したり、休憩&ストレッチをしたりして、健やかさを保ってください！

理想的なPC環境

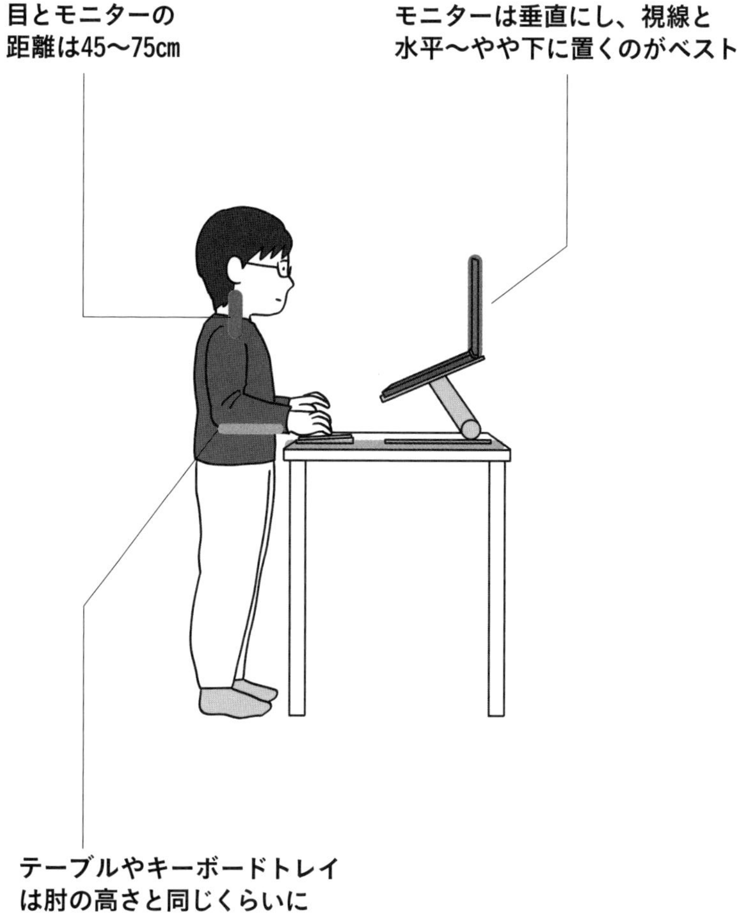
目とモニターの
距離は45～75㎝
モニターは垂直にし、視線と
水平～やや下に置くのがベスト
テーブルやキーボードトレイ
は肘の高さと同じくらいに

筋膜ほぐし

9 何をやっても痛みがとれない

リラックス＆手当てでゆるもう！

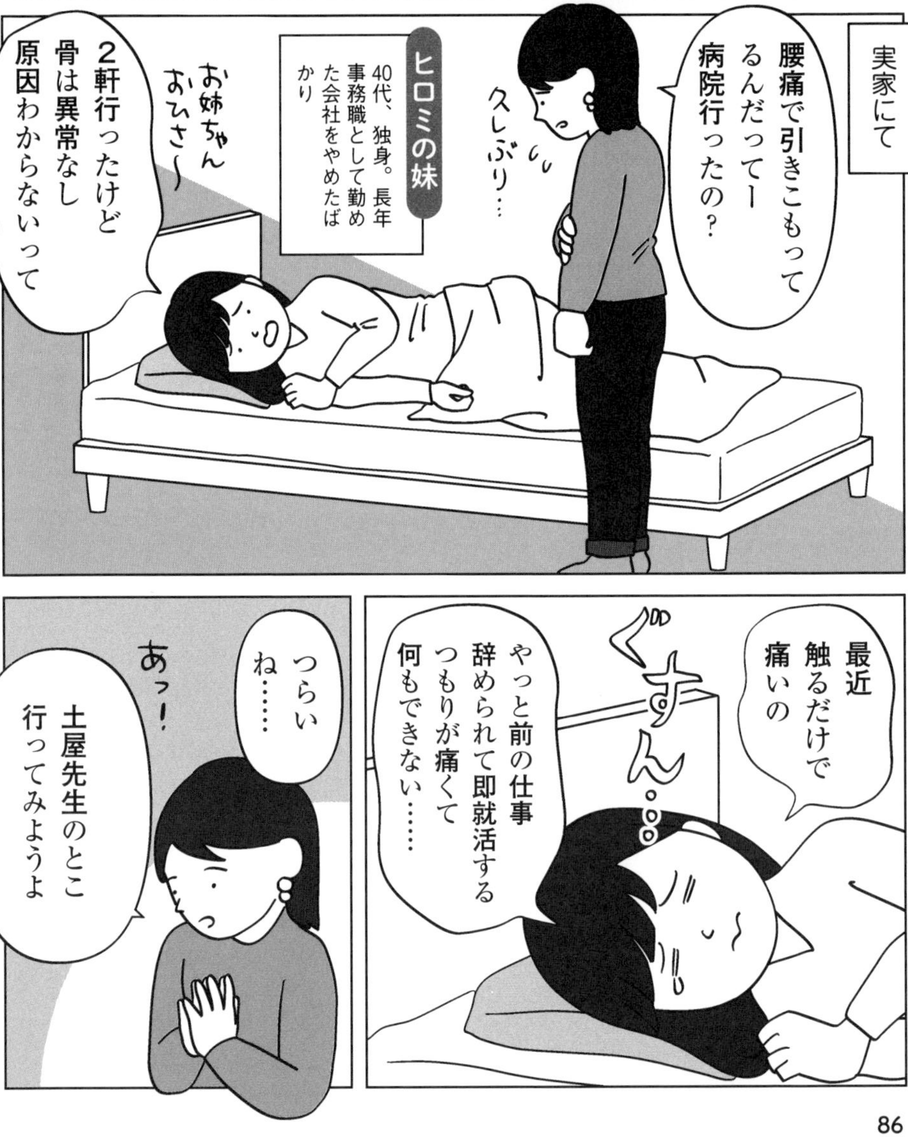
実家にて
腰痛で引きこもってるんだってー病院行ったの？
久しぶり…
ヒロミの妹
40代、独身。長年事務職として勤めた会社をやめたばかり
お姉ちゃんおひさ〜
2軒行ったけど骨は異常なし原因わからないって
最近触るだけで痛いの
ぐすん
やっと前の仕事辞められて即就活するつもりが痛くて何もできない……
つらいね……
あっ！
土屋先生のとこ行ってみようよ

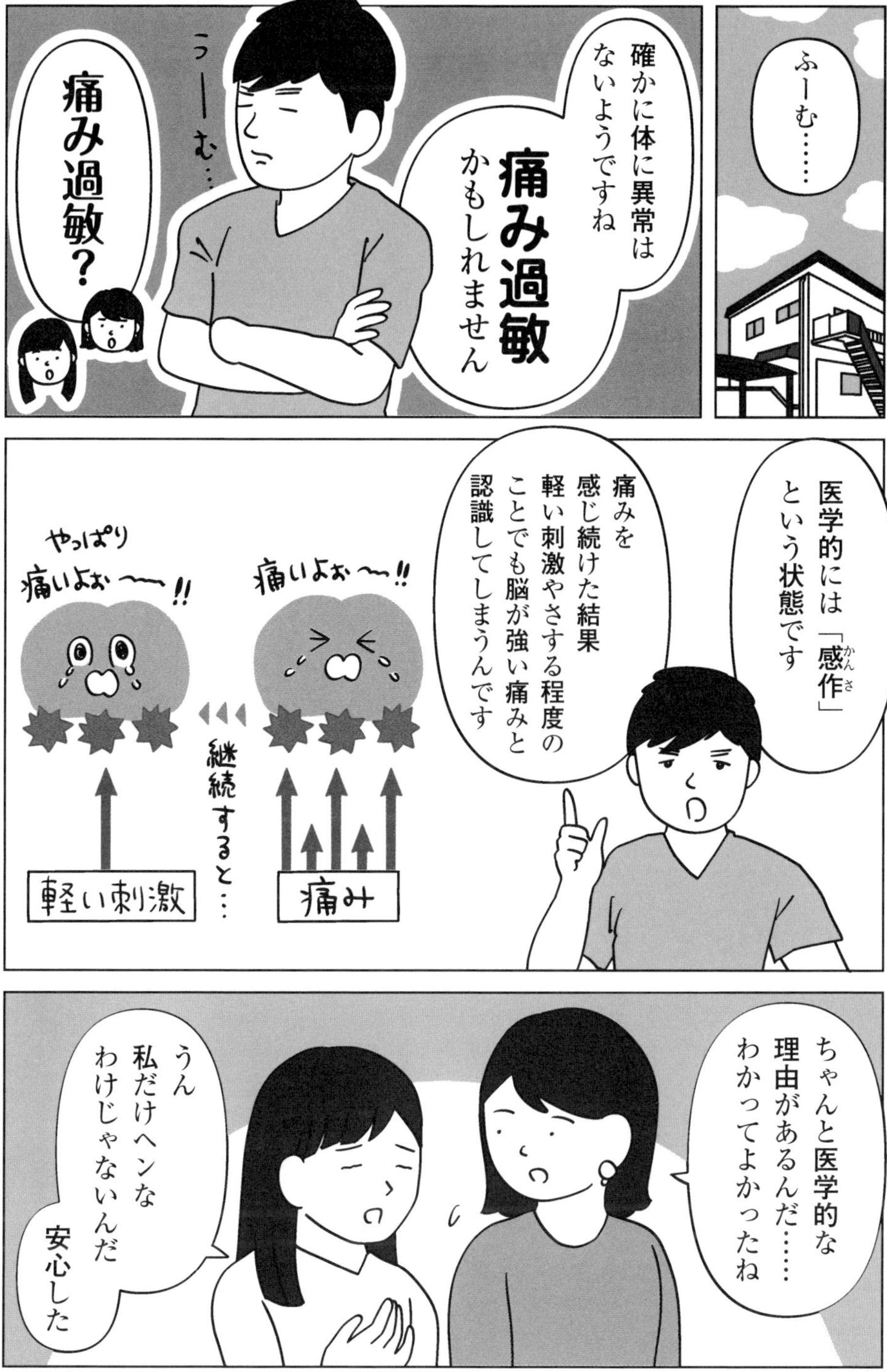
ふーむ……
確かに体に異常はないようですね 痛み過敏かもしれません
うーむ…
痛み過敏？
医学的には「感作《かんさ》」という状態です
痛みを感じ続けた結果 軽い刺激やさする程度のことでも脳が強い痛みと認識してしまうんです
痛いよぉ〜〜!!
痛み
継続すると…
やっぱり痛いよぉ〜〜!!
軽い刺激
ちゃんと医学的な理由があるんだ……わかってよかったね
うん 私だけヘンなわけじゃないんだ 安心した

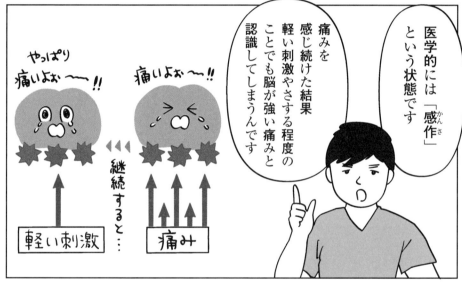

腹式呼吸以上に深い呼吸ができる

全身ゆるませ呼吸法

胸と腹を使う胸腹《きょうふく》式呼吸で
緊張とストレスを和らげる
深呼吸をしよう。

❶ 胸と腹に手を当てて、胸と腹にたっぷり息を吸い、膨らませ、吐いてへこませる。胸と腹の動きを感じながら、ゆっくり深い呼吸を

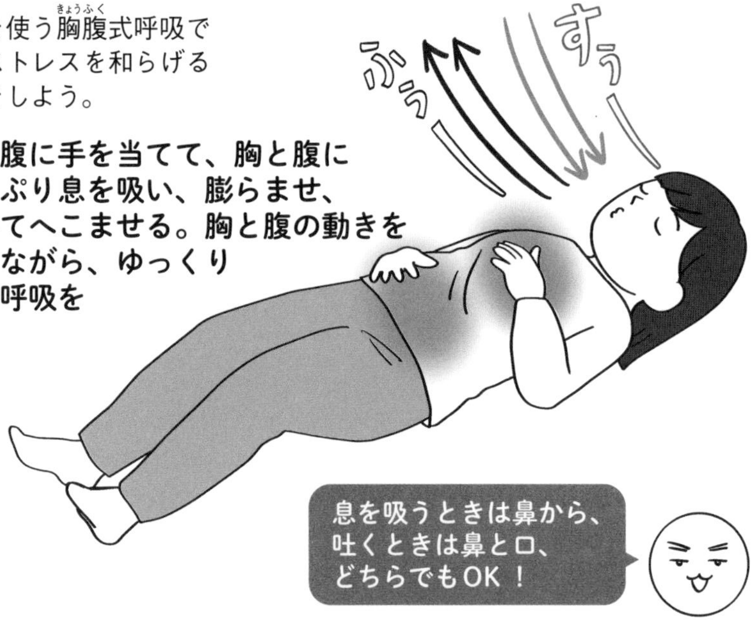

ふぅー
すぅー
息を吸うときは鼻から、
吐くときは鼻と口、
どちらでもOK ！

❷ 深呼吸でリラックスできて、触れられそうなら、痛いところに手を当てて、やさしく、ゆっくりさすってみましょう。さするのがつらければ、呼吸しながら静かに手を当てているだけでもOK

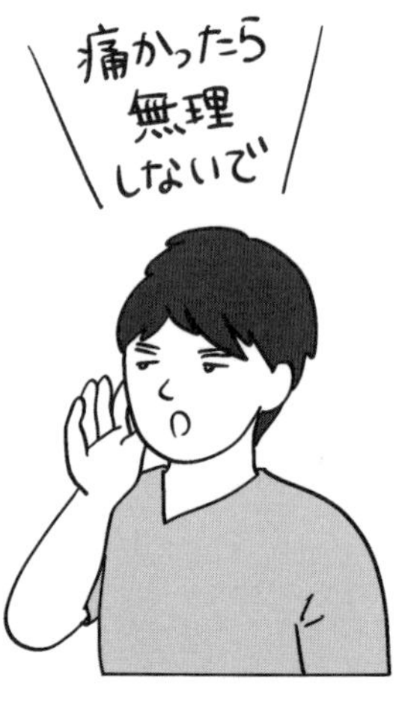

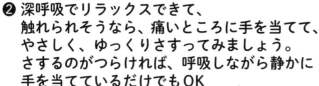

痛かったら
無理
しないで

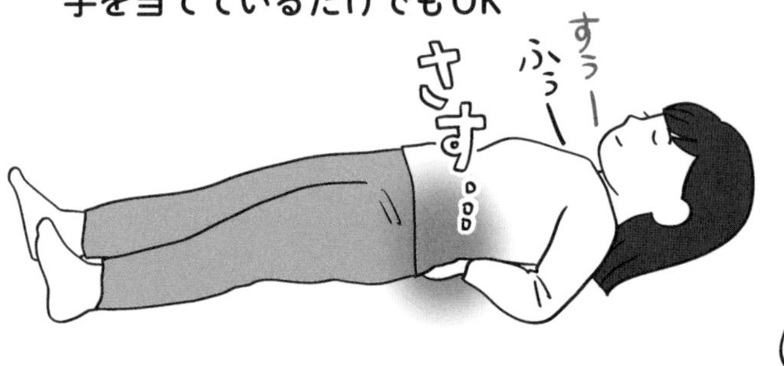

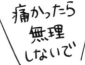

すぅー
ふぅー
さす。。。

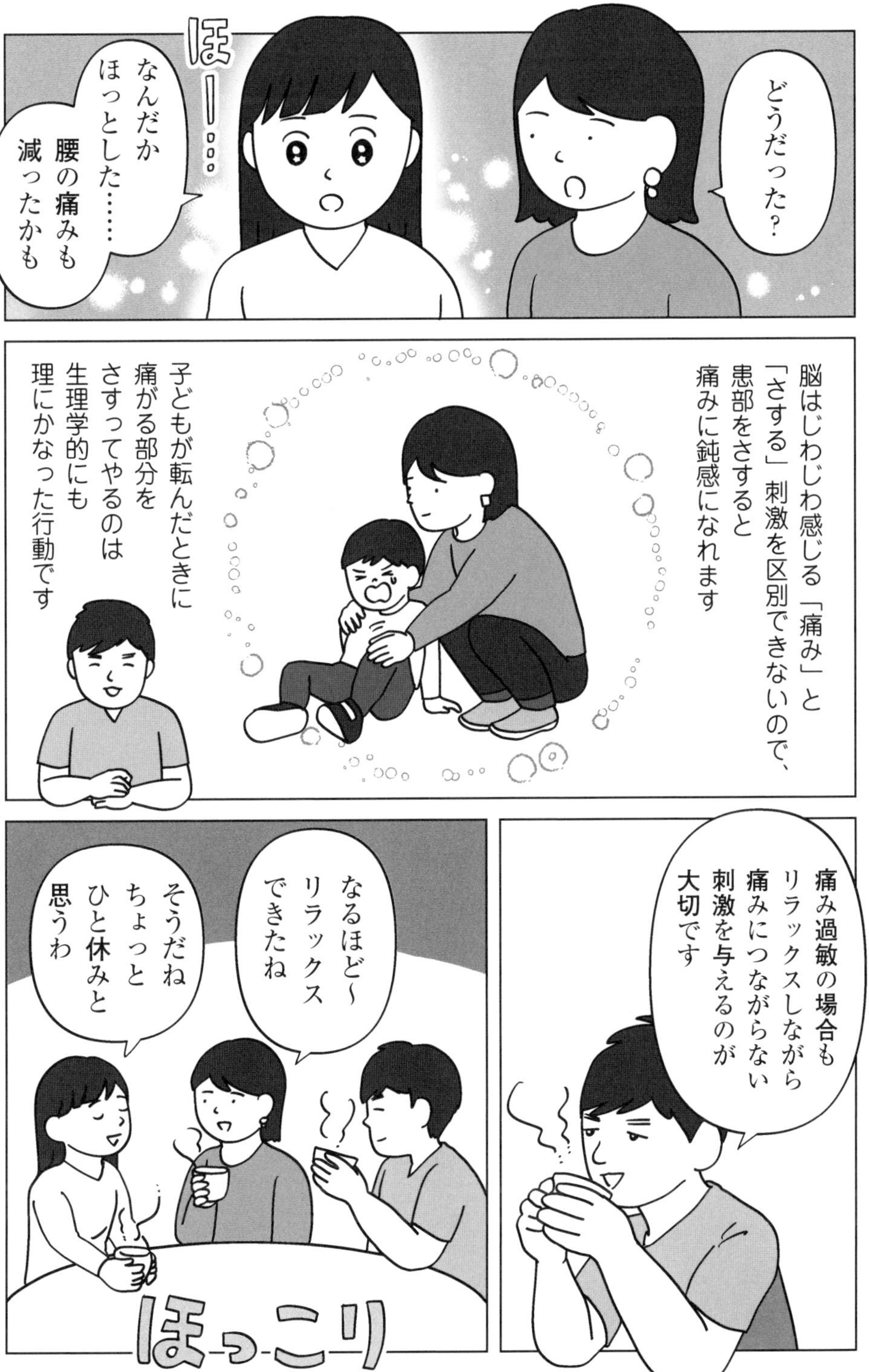
どうだった？
ほー……
なんだかほっとした……腰の痛みも減ったかも
脳はじわじわ感じる「痛み」と「さする」刺激を区別できないので、患部をさすると痛みに鈍感になれます
子どもが転んだときに痛がる部分をさすってやるのは生理学的にも理にかなった行動です
痛み過敏の場合もリラックスしながら痛みにつながらない刺激を与えるのが大切です
なるほど～リラックスできたね
そうだねちょっとひと休みと思うわ
ほっこり

column 9

超リラックスの深い呼吸を身につけよう！

胸腹式呼吸のレベルアップ

ちょっと疲れを感じてひと休みしたいときや、なかなか寝つけないときなどに「深い呼吸」でリラックスをしませんか。

マンガ（88ページ）で紹介している胸腹式呼吸は、より深い呼吸をマスターするために、段階的にレベルアップしていくこともできます。レベルアップのトレーニングが、リラックスにつながり、全身にフレッシュな酸素を届けることにもなるので、ぜひ暮らしに取り入れましょう！

レベル４の呼吸がマスターできると、体の柔軟性も高まって、健やかなコンディションを維持しやすくなると私は考えています。年齢に関係なく、誰でもトレーニングでレベル４の呼吸ができるようになるので、ぜひ達成をめざしてチャレンジしてみてください。

呼吸法レベルアップのトレーニング

レベル１から順にステップアップ。あおむけに寝て、胸とおなかに手をのせる。息を吸うときは鼻から、吐くときは鼻と口、どちらでもOK。しっかりできたと思ったら次の段階へ進む。回数は好きなだけ、時間が許す限り、気持ちよくトレーニングを！

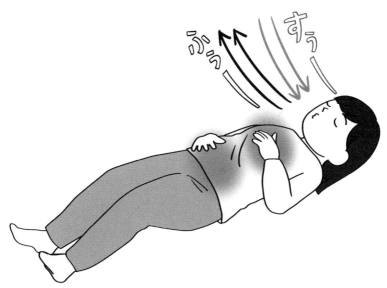

レベル1 **腹式呼吸**　胸は動かさないように注意して腹式呼吸をする

レベル2 **胸式呼吸**　おなかは動かさないように注意して胸式呼吸をする

レベル3 **胸腹式呼吸**　胸とおなかを同時に膨らませ、へこませて、深い呼吸をする

レベル4　腹筋に力を入れたまま深く胸式呼吸をする。息を吸うときも、吐くときも腹圧は高めたままキープ

筋膜ほぐし

10 目・顔が疲れる

リラックス＆リフレッシュの「表情筋ムーブ」

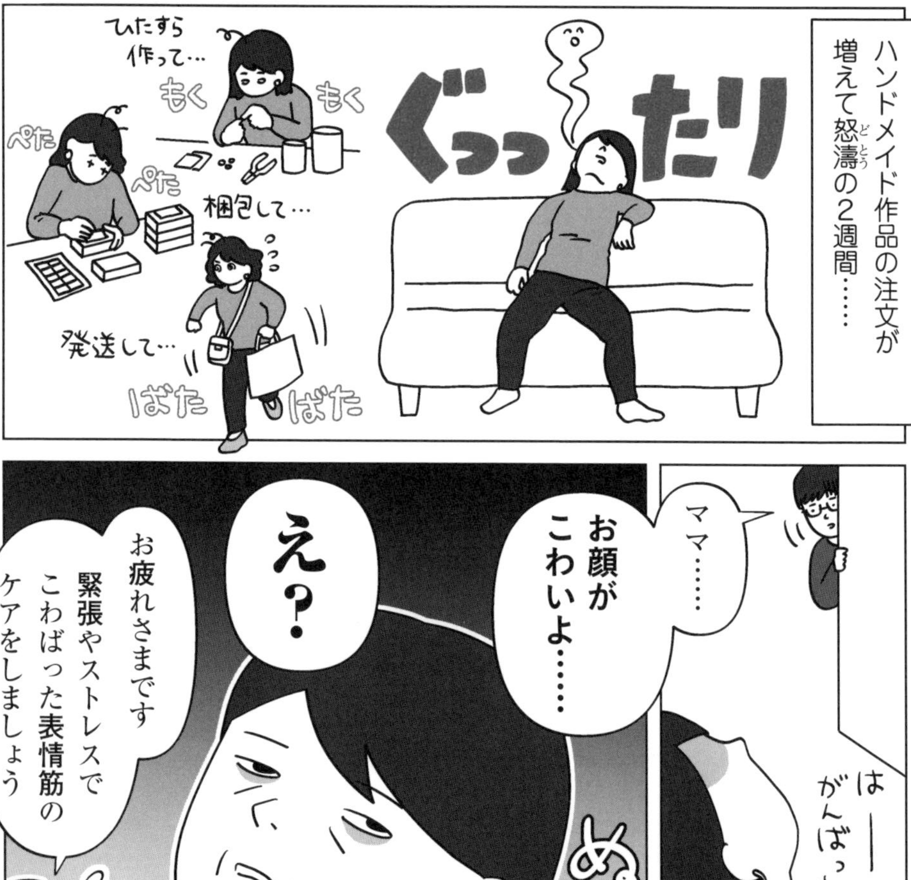
ハンドメイド作品の注文が増えて怒《ど》濤《とう》の2週間……
ぐっったり
ひたすら作って…
もくもく
ぺた
ぺた
梱包して…
発送して…
ばたばた
ママ……
お顔がこわいよ……
はーがんばった…
え？
ぬぼーん
お疲れさまです
緊張やストレスでこわばった表情筋のケアをしましょう

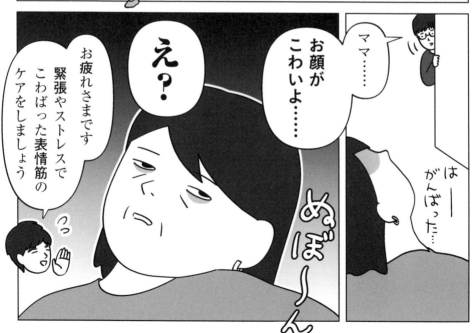

こわばった筋肉をゆるませる

表情筋ムーブ ❶

マッサージラインケア

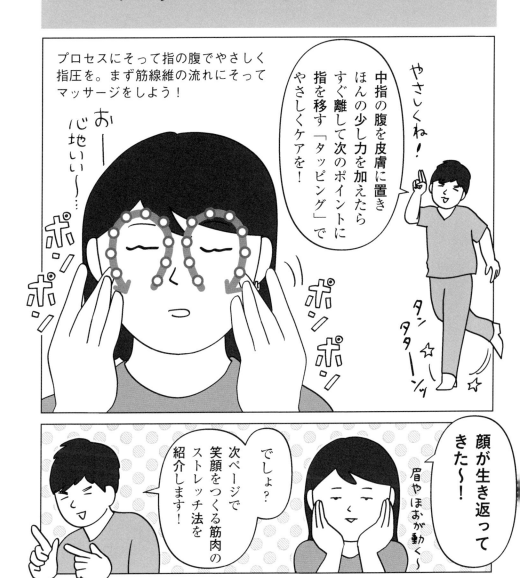

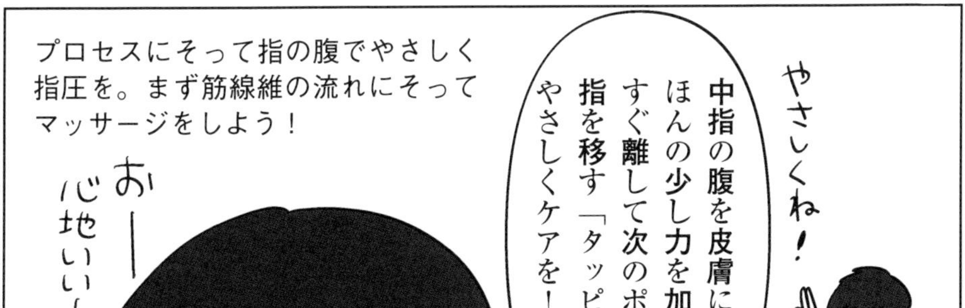

プロセスにそって指の腹でやさしく指圧を。まず筋線維の流れにそってマッサージをしよう!
やさしくね!
中指の腹を皮膚に置き
ほんの少し力を加えたら
すぐ離して次のポイントに
指を移す「タッピング」で
やさしくケアを!
タン タターンッ
おーー
心地いい〜…
ポンポン
ポンポン

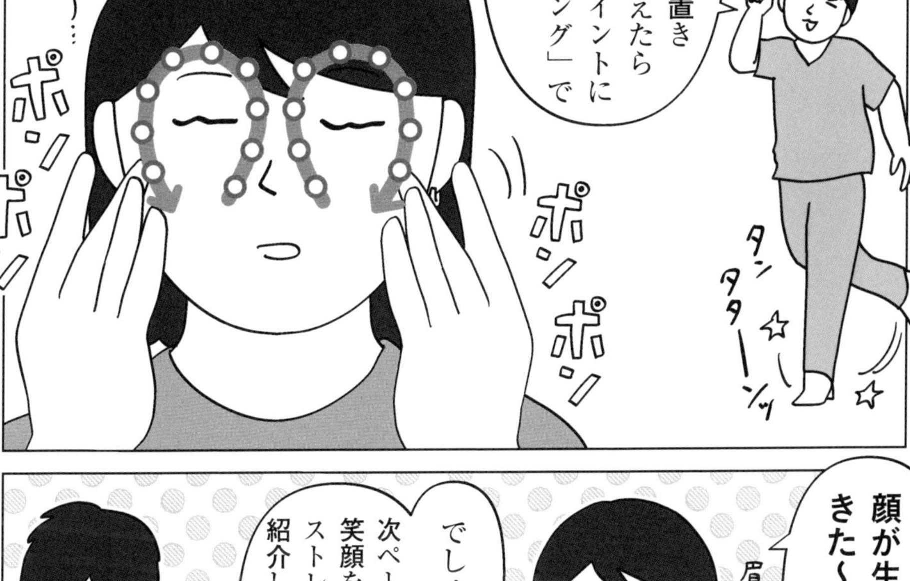

顔が生き返ってきた〜!
眉やほおが動く〜
でしょ?
次ページで笑顔をつくる筋肉のストレッチ法を紹介します!

いきいき表情を取り戻す

表情筋ムーブ ❷

笑顔筋ゆるませストレッチ

緊張やストレスでこわばった表情筋をゆるめ、
自然できれいな笑顔を取り戻すストレッチを！

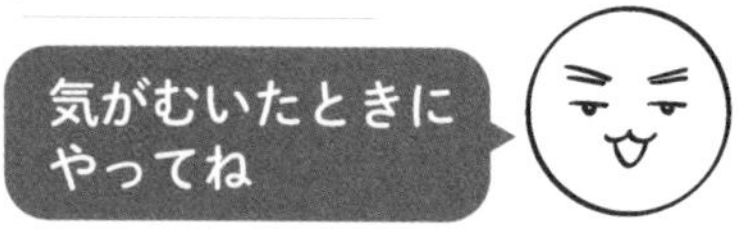
気がむいたときに
やってね

❶ 頬筋《きょうきん》の刺激で顔ストレッチの準備。口をすぼめ、頬をぷーっと膨らませる

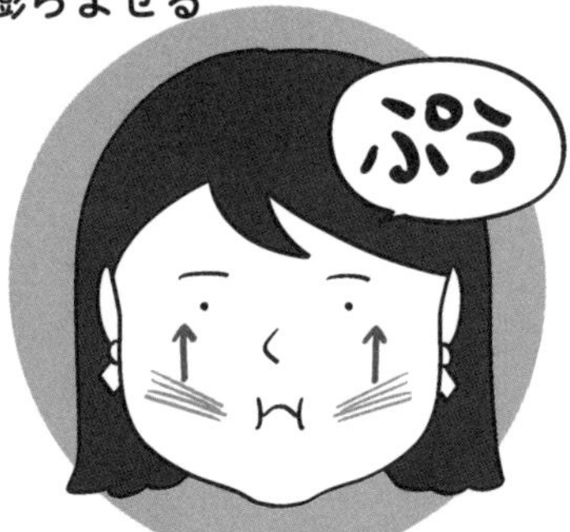
ぷう

❷ 笑筋《しょうきん》を動かす。上下の唇を合わせ、口角を真横に引く

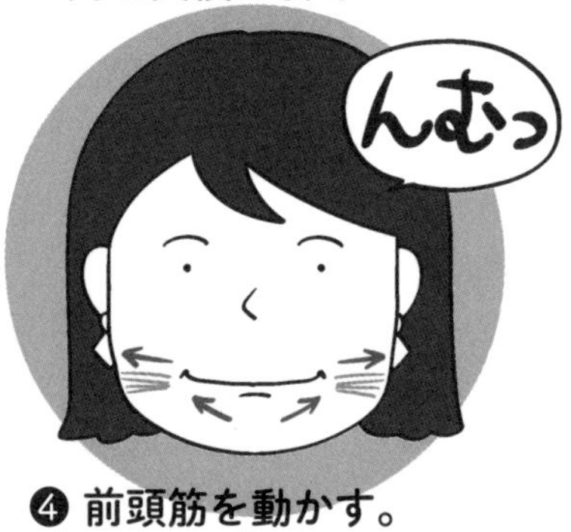
んむっ

❸ 大・小頬骨筋《きょうこつきん》と口角挙筋《こうかくきょきん》を動かす。口角の外側を意識して斜め上に引き上げる

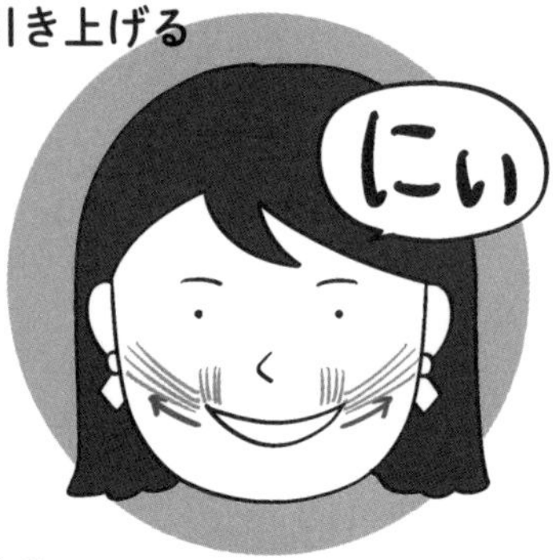
にい

❹ 前頭筋を動かす。眉を上げて、目を見開き、驚いた表情をする

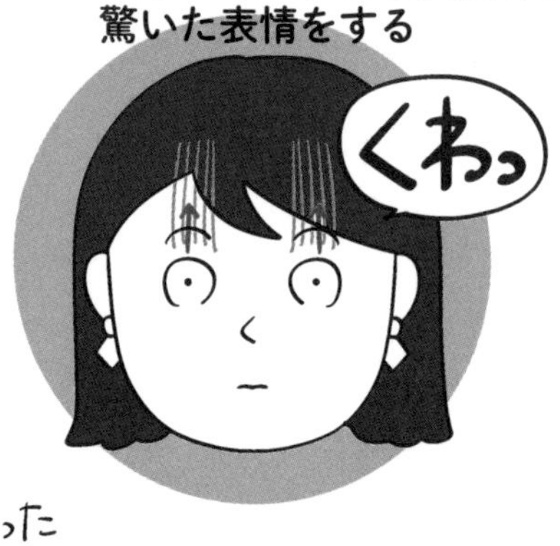
くわっ

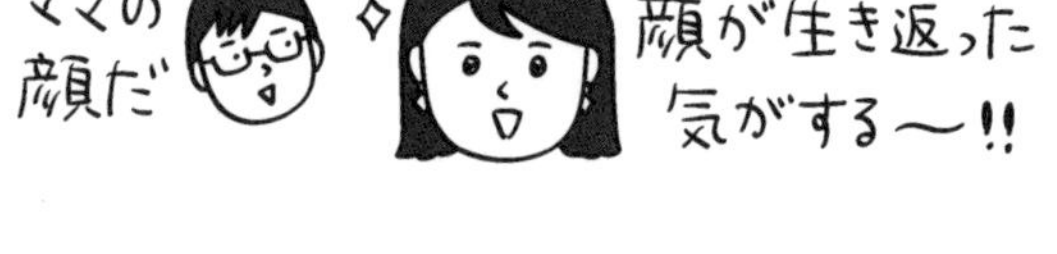
いつものママの顔だ
顔が生き返った気がする〜!!

column 10

百害あって一利なし！「歯を食いしばる」は美談ではない

〝なんとなく不調〟をまねく「食いしばり」

何かに挑戦し、頑張るときに「歯を食いしばって」とたとえることがありますが、姿勢や動きの治療家としてはこれだけはやめてほしいと願う悪癖が「食いしばり（かみしめ）」です。ところが最近、無意識に食いしばりをしている人は増えていると感じますし、歯科医師の先生がたにも指摘する人が増えてきています。

私は大丈夫。そう思っている人も、今、ちょっとチェックをしてみましょう！

ぐっと奥歯をかみしめていなくても、上下の歯が重なっていたり、触れ合っていたら、食いしばりです。本来、上下の歯にはごくわずかな隙間があるのが健やかな状態なのです。

なぜ食いしばりがよくないか。それは無駄な力みや緊張がある状態だからで、その影響は姿勢のゆがみや全身の疲労、こり、痛みにつながるため、クセになっている人は改善するように気をつけてみましょう。

ニュートラル姿勢（60ページ）をとり、視線を上下させて、もっとも視野が広いと感じる位置で止めると、おのずと上下の歯の間に適切な隙間（2〜3㎜）ができます。そのままゆっくり深呼吸をすると、息が普段以上にたっぷり入り、体の無駄な力、緊張が抜けるでしょう。

そして、ときどき58ページで紹介している「セルフけん引」もやりましょう。たとえばトイレに行ったあとは必ずやる。そんなふうに「ニュートラル姿勢&深呼吸」「セルフけん引」をするタイミングを決めておき、習慣にすると、食いしばりグセがとれていきます。

また、歯はわずか１５０ｇ程度の力で動いてしまうものなので、食いしばるクセがついていると歯列は徐々にずれてしまいます。それはあごの変形にもつながり、姿勢はもとより呼吸、睡眠にも影響するとされています。あごが変形すると、気道が狭くなることがあり、とくに睡眠時の呼吸障害など、病気のリスクになることもあるといわれているのです。

歯を食いしばっているのに気づいたら、意識して力を抜きましょう！

第3章

突然、襲ってくる痛み

筋膜ほぐし

11 四十肩

「巻き肩」を治してラクになる!

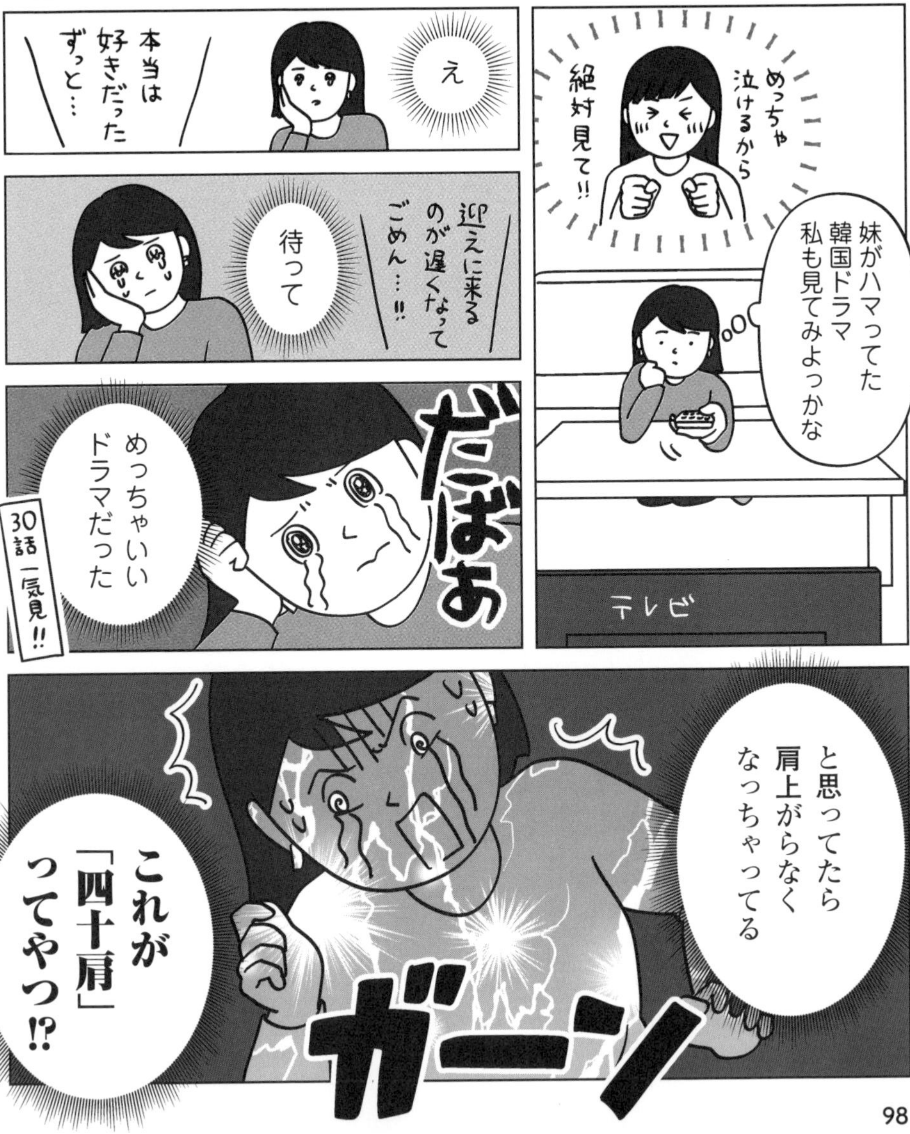
めっちゃ泣けるから
絶対見て!!
妹がハマってた韓国ドラマ私も見てみよっかな
テレビ
本当は好きだったずっと…
え
迎えに来るのが遅くなってごめん…!!
待って
だばぁ
めっちゃいいドラマだった
30話一気見!!
と思ってたら肩上がらなくなっちゃってる
これが「四十肩」ってやつ!?
ガーン

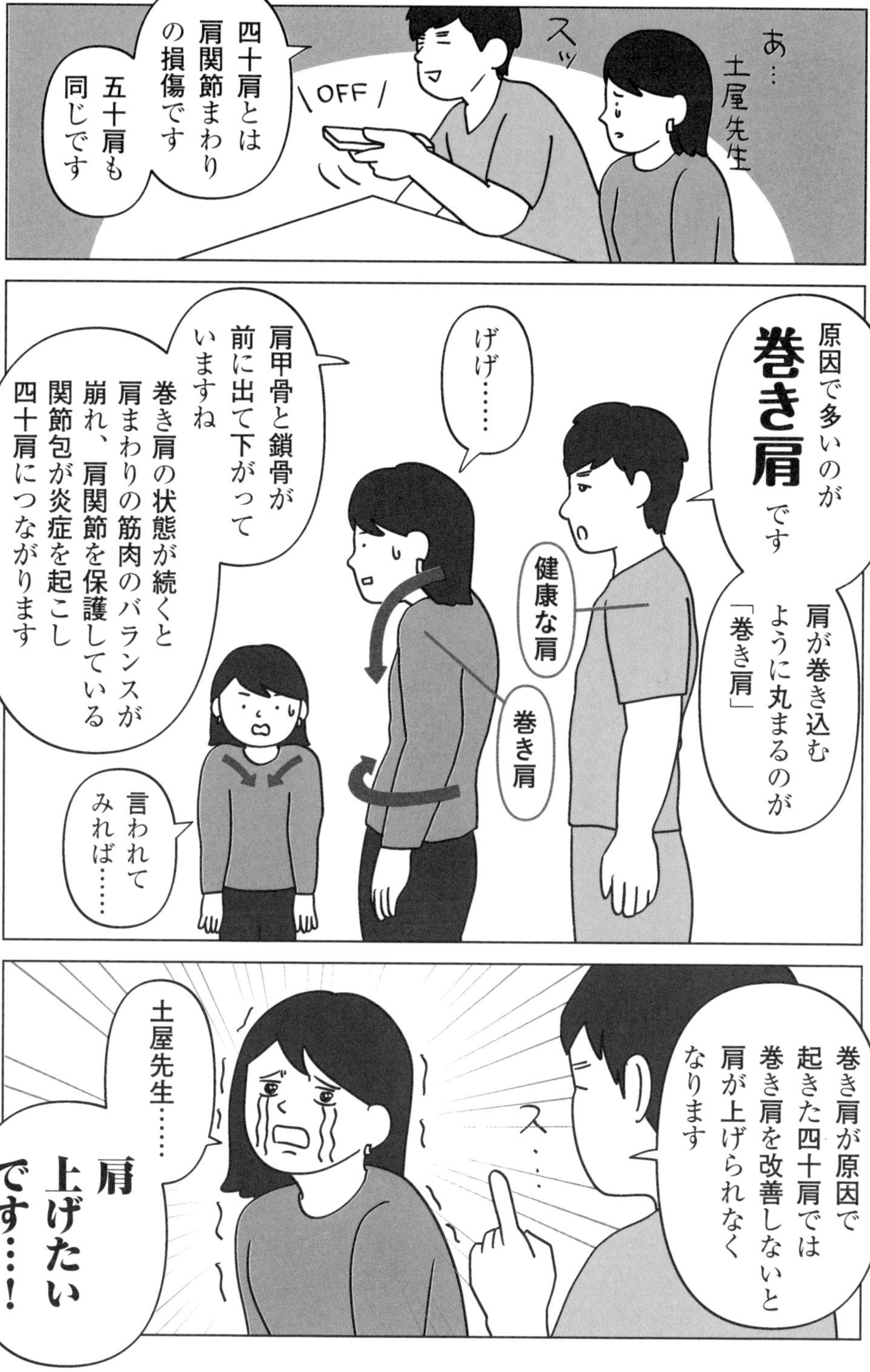
あ…土屋先生
スッ
OFF
四十肩とは肩関節まわりの損傷です
五十肩も同じです
原因で多いのが巻き肩です
肩が巻き込むように丸まるのが「巻き肩」
健康な肩
巻き肩
げげ……
肩甲骨と鎖骨が前に出て下がっていますね
巻き肩の状態が続くと肩まわりの筋肉のバランスが崩れ、肩関節を保護している関節包が炎症を起こし四十肩につながります
言われてみれば……
巻き肩が原因で起きた四十肩では巻き肩を改善しないと肩が上げられなくなります
ス…
土屋先生……
肩上げたいです…！

上がらなかった腕が上がる!

即時、腕上げテク

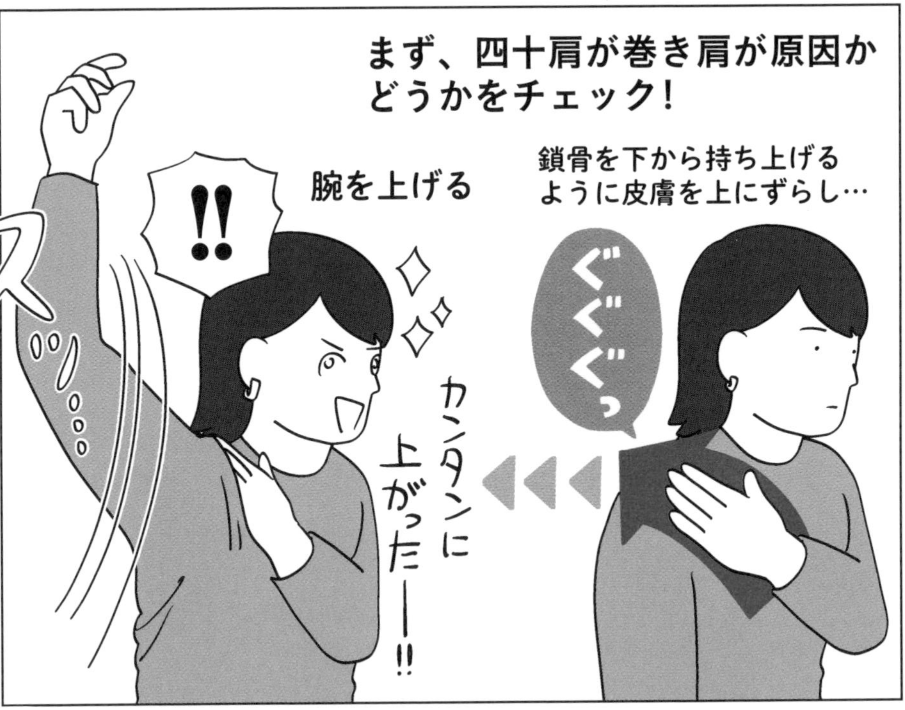

まず、四十肩が巻き肩が原因かどうかをチェック!
鎖骨を下から持ち上げるように皮膚を上にずらし…
ぐぐぐっ
腕を上げる
!!
スッ…
カンタンに上がったー!!

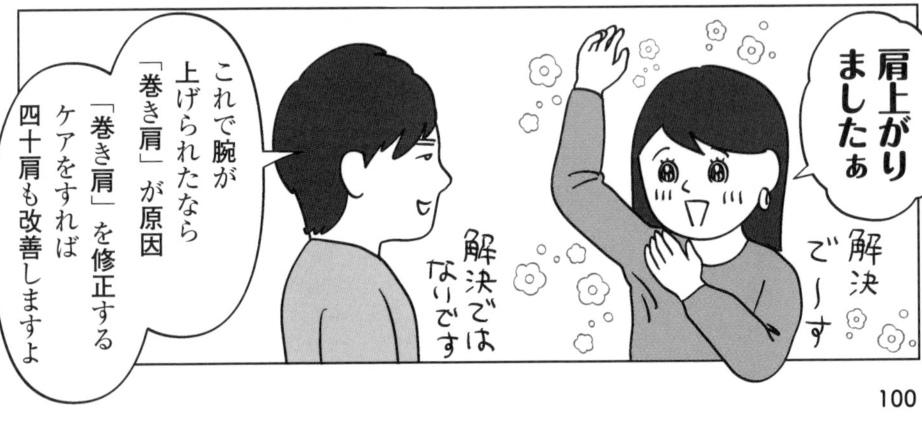

肩上がりましたぁ
解決でーす
解決ではなりです
これで腕が上げられたなら「巻き肩」が原因「巻き肩」を修正するケアをすれば四十肩も改善しますよ

肩の位置を戻す
巻き肩修正ケア

実は鎖骨は「回る」って知っていましたか？鎖骨のいちばん内側、胸椎と接する部分を支点に、前後に回るように動くのです。肩を正しい位置に戻し、巻き肩を修正するには、鎖骨の「回る」動きを取り戻して。

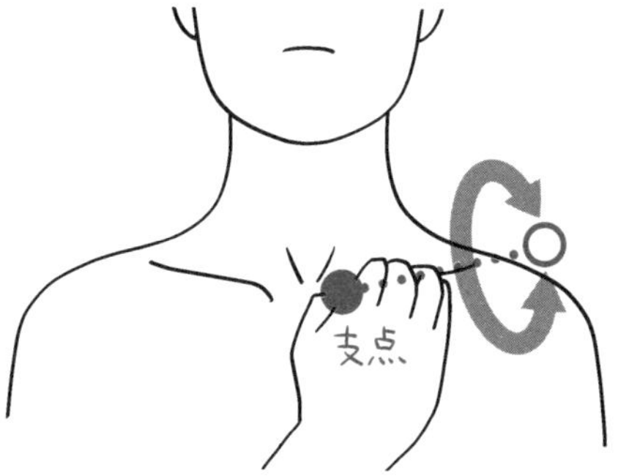
支点

鎖骨に逆の手を当て、鎖骨のいちばん内側を支点に、鎖骨を動かすことを意識しながら、前後に肩を回して。回すほうの腕の肘は体につけたまま行って。

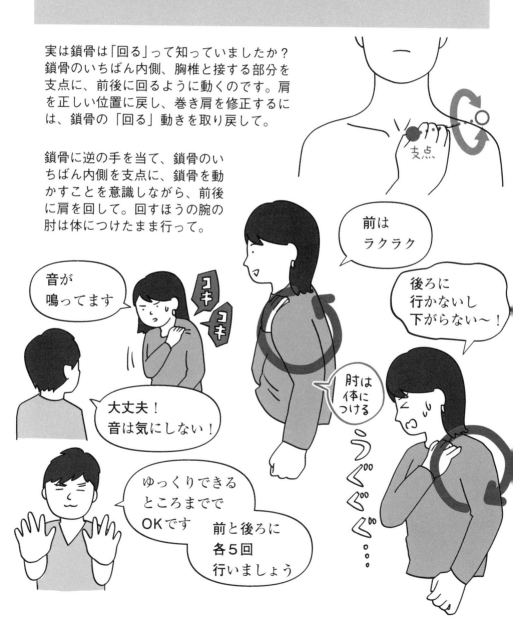

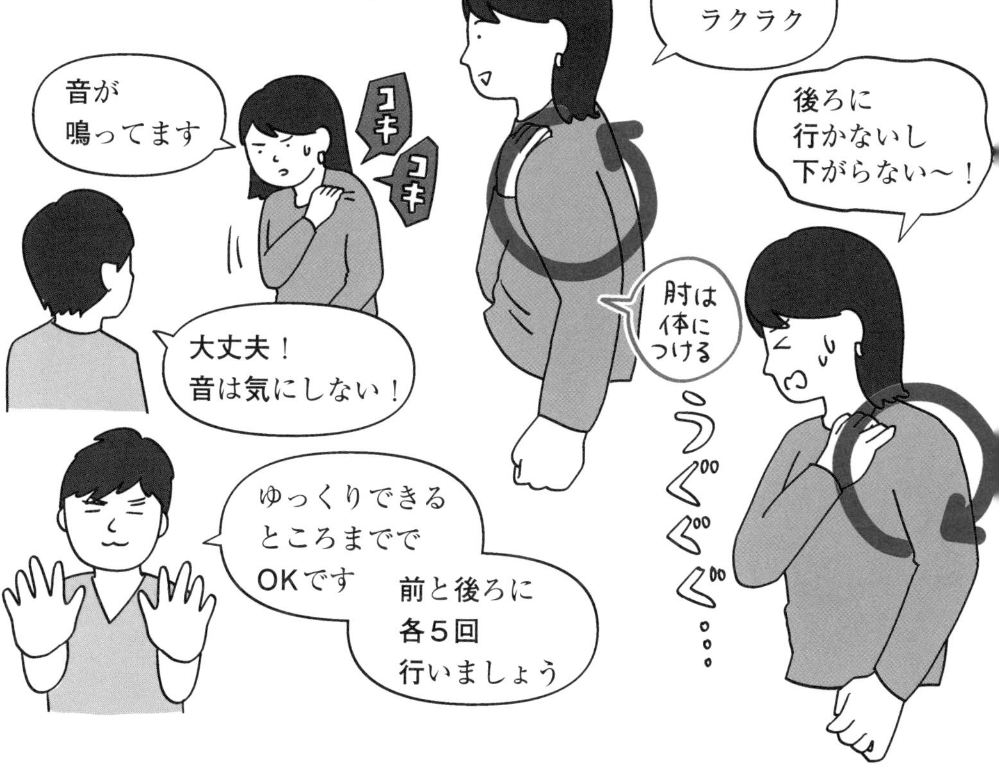
前は
ラクラク
後ろに
行かないし
下がらない～！
音が
鳴ってます
コキ
コキ
大丈夫！
音は気にしない！
肘は
体に
つける
うぐぐ…
ゆっくりできる
ところまでで
OKです
前と後ろに
各5回
行いましょう

column 11

魔女の一撃！ぎっくり腰は動いて治そう

慢性痛とは違う炎症性腰痛のケア

30〜40代を中心に、比較的、若い世代を突然襲う痛みに「ぎっくり腰」があります。俗に「魔女の一撃」とも呼ばれる激痛で、なってしまったら「絶対安静」などと言われますが、実は「なるべく動いたほうが回復は早い」と覚えておきましょう。

ぎっくり腰は慢性的な腰痛とは違い、急性の炎症による痛みです。腰に負担がかかる動作をしたときだけでなく、まさかの動作や姿勢で起こることもあります。たとえばくしゃみをした、大笑いした、立ち上がった。そんなタイミングでも起こるときは起こるのです。

普段の姿勢や動きのクセが腰に負担をかけて「わずかなズレ」を生じさせ、あるときなにげない負荷でそのズレが大きくなり、体を動かせないほどの痛みを起こします。

それでも多くの場合、時間の経過とともに痛みが改善します。1週間ぐらいで「治ったかな」と思う状態に戻れますが、「わずかなズレ」が生じる姿勢や動きが変わらないと、また何かのタイミングでぎくっとなるので、「ぎっくり腰がクセになっている」と思っている人も多いようです。

ぎっくり腰からなるべく早く回復するには、痛みが強いときは無理をしないで休み、痛みがおさまってきたら動ける範囲でいいので動き、よく寝ることです。起きている時間は「安静」より「できる限り普通に生活する」を心がけましょう。

ぎっくり腰が若い人に多いのは、腰の骨と骨の間にあるクッション材の「椎間板」が厚く、わずかなズレが生じた場合にも周囲の軟骨や靭帯、神経に急に大きな負担をかけるためです。加齢とともに椎間板自体の厚みが減り、ズレも進んでいくため、急性のぎっくり腰は出にくくなり、一方で慢性的な腰痛に悩む人は増えます。

急性、慢性のいずれにしてもモトは腰に負担をかける普段の姿勢や、動きのクセなので、腰痛のない生活をめざすなら、その点を見直すことが大切です。

また、44ページから紹介しているとおり、胸郭と股関節の柔軟性を高めておくと、いい姿勢を保ち、体をラクに動かしやすく、腰はもとより肩・首、膝などへの負担も軽減できますので、ぜひチェックやケア法を生活に取り入れてください！

誰でもカンタンにできる！

効果はすぐにあらわれる！ ゴム手袋ケア実写レポート

一目瞭然！ ビフォー&アフター

やさしくさすったり、つまんだりするだけ。準備するのはゴム手袋だけ！　すぐに効果が出るから、ズボラさんも続けやすい「ゴム手袋ケア」で、実際に症状が改善した様子を「動きのこだわりテーション」を訪れた患者さんのビフォー&アフター写真でご紹介します！

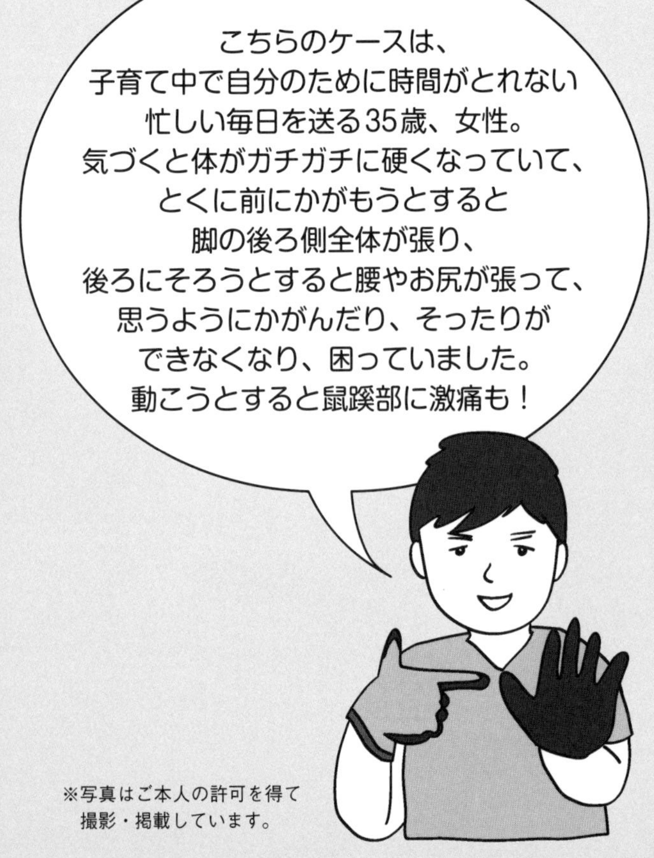

こちらのケースは、
子育て中で自分のために時間がとれない
忙しい毎日を送る35歳、女性。
気づくと体がガチガチに硬くなっていて、
とくに前にかがもうとすると
脚の後ろ側全体が張り、
後ろにそろうとすると腰やお尻が張って、
思うようにかがんだり、そったりが
できなくなり、困っていました。
動こうとすると鼠蹊部に激痛も！

※写真はご本人の許可を得て撮影・掲載しています。

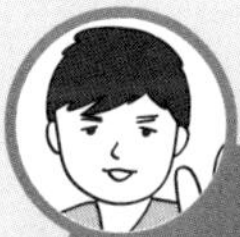

太ももに 16 ページ「ゴム手袋さすり」

太ももの筋膜とその周辺がガチガチに硬くなり、上半身と下半身がまったく連動しなくなっているようでした。太もも外側の筋膜をねらって「ゴム手袋さすり」を実践。さする位置を上下にずらしながら外側全体をほぐしました！　すると、わずか 90 秒のケアで柔軟性がいくらか戻りました。

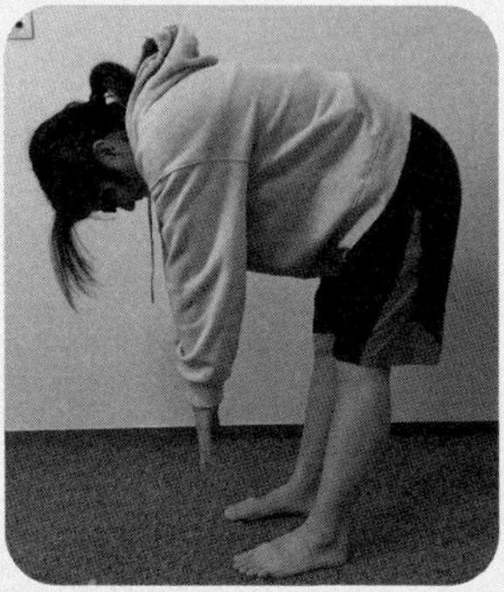

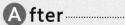

Before

前屈しようにも、脚が張ってしまい、前に体を倒せない。動こうにも体がカチッと止まり、これ以上はロックがかかったように動かない。育児や家事をする中で毎日、不自由でした。

わずか 90 秒さすりで柔軟性が改善

After

前屈をしても脚の後ろは張らなくなり、肩も背中も自然に倒せるようになって、カチッと止まってしまう感覚はなくなりました。頑張って手や腕を伸ばさなくても、手の指先が床に触れています。

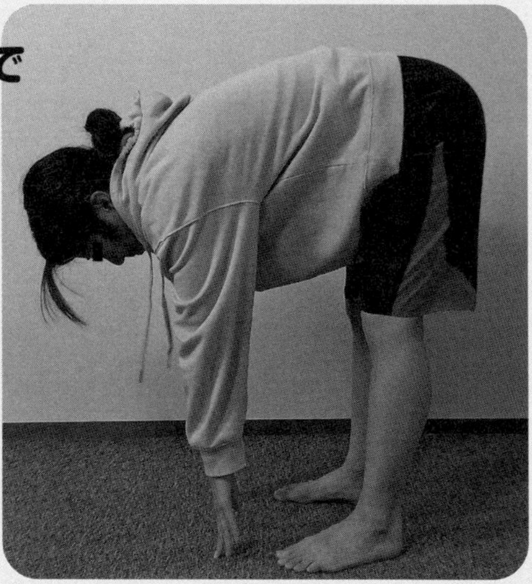

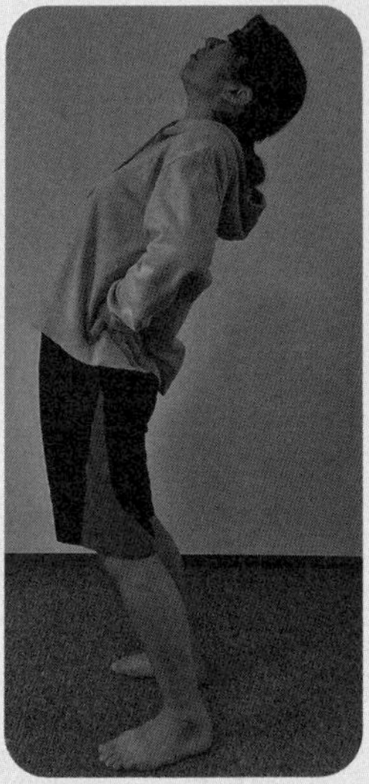

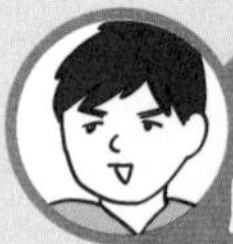

腰とお尻を自分で「ゴム手袋さすり」

16ページの「ゴム手袋さすり」と18ページの「筋膜ゆる体操」のやり方を教えて、ご自分で試してもらったところ、90秒のセルフケアでしなやかさがさらにUP！　人によって「さする」より「つまむ」ほうが合うこともあります。両方やってみて、回復具合で判断を！　この人は「さする」が合っていました。

Before

「後ろにそるなんてムリ！」と言いながら後屈。確かにそるというより上を向くのもこわごわという状態です。この場合も体がカチッと止まる感覚があり、これ以上は動けません。

体全体の“しなり”が戻ってきた！

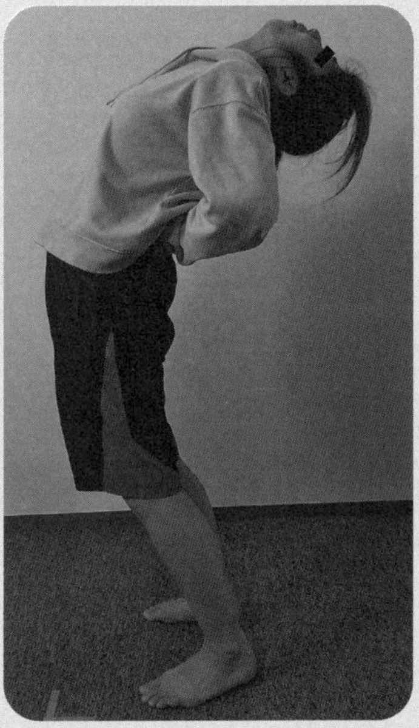

After

筋膜のガチガチを解消しても、普段の暮らしに戻ればまた徐々に筋膜の滑走が悪くなっていきます。自力でこまめに筋膜の滑走をコントロールできるよう、やり方を覚えてもらいました。セルフケアの結果、全身のしなりの回復を自覚できました。

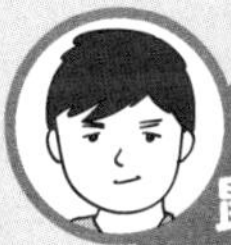

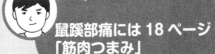

鼠蹊部痛には 18 ページ「筋肉つまみ」

「何か動作をすると、鼠蹊部に痛みが走る」とのことで、あおむけに寝て脚を上げ、横に倒してもらうと同じ痛みが再現されました。痛い場所を確かめ、そこを「ねらい」として18ページ「筋肉つまみ」を自力で実践！ 90 秒ほど行ったあと、同様に脚を横に倒すと痛みは消失していました！

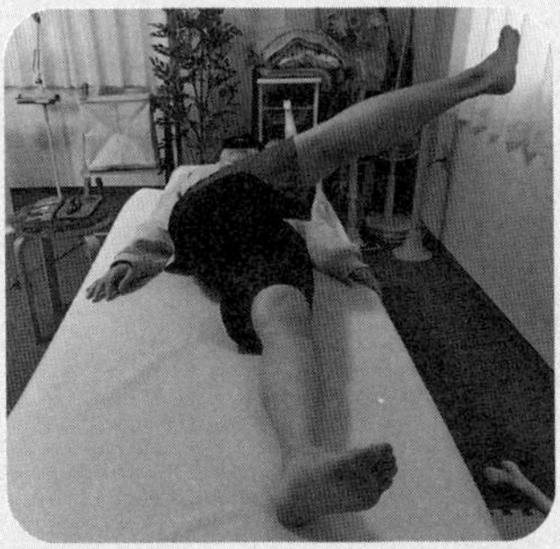

Before

いつも動作をするときに感じる鼠蹊部の痛みを再現。これ以上、脚を倒そうとすると痛みが強くなり、倒すことがまったくできない状態です。腰やお尻もガチガチに張っています。

90 秒のケアで痛みは消失、可動域も拡大

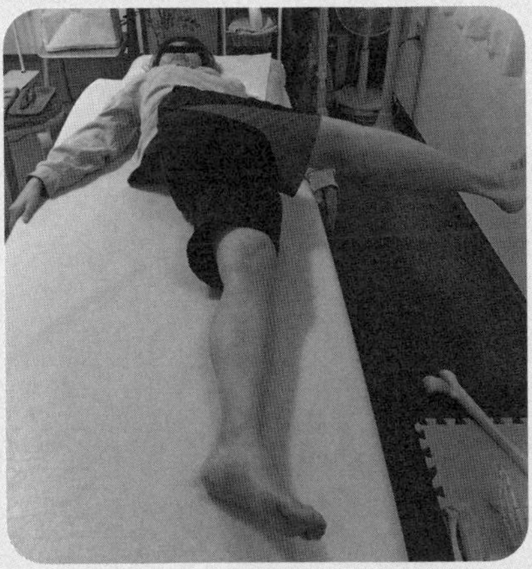

After

比較してみたところ、鼠蹊部の「ねらい」はさするより、「つまむ」ほうが痛みの改善に効果的でした。つまむといっても、皮膚を集めて浮かせ、軽くゆらす、やさしいケアをします。90秒セルフケアを行って確認すると、痛みは消失。脚も大胆に倒せるようになっていました。さらに90秒のセルフケアを行うと、腰やお尻も自然に動き、脚がより倒せて、もちろん痛みも出ません。この柔軟性があれば、日常生活での動きもスムーズです。

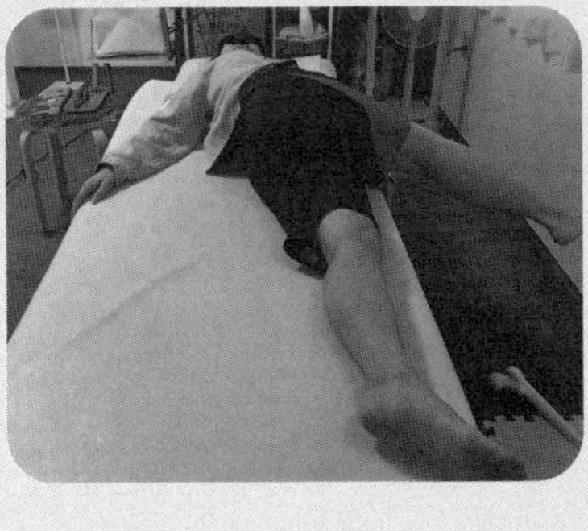

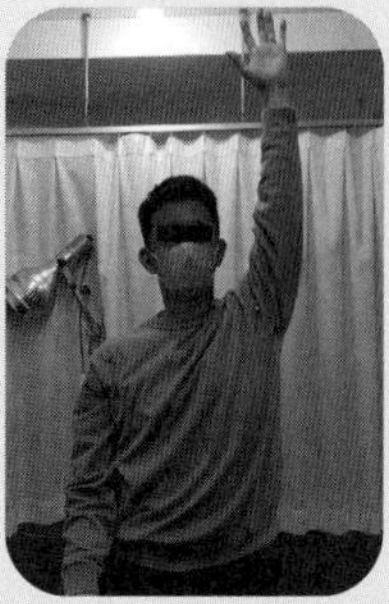

B efore

本来なら自然に伸ばした腕を耳にぴったり添うように上げられます。しかし腕と耳の間に大きな隙間があり、これ以上は上げられません。肩・腕、胸、背中の可動域が狭くなっていることがわかりました（左側のみ、症状あり）。

こちらは普段、左腰とお尻の周辺に重だるさや違和感を感じていた人（48歳、男性）の例です。強い痛みなどは出ていませんでしたが、スポーツトレーナーをしているので、とても身体感覚が優れていて、腰の症状に加え、肩周辺に動きの制限を感じるようになったため、相談に来られました。

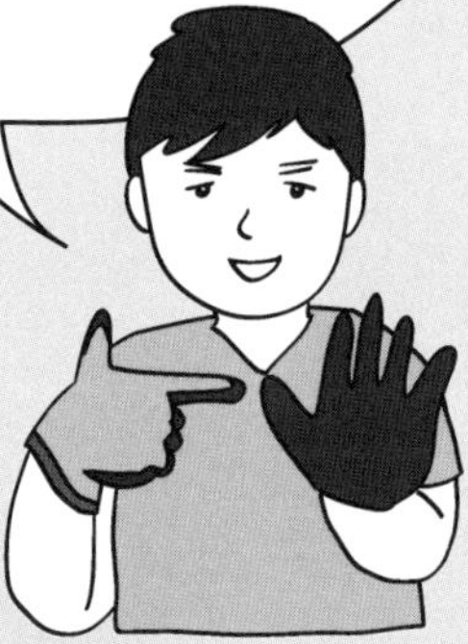

左腰の滑走不全解消で、症状・左右差改善

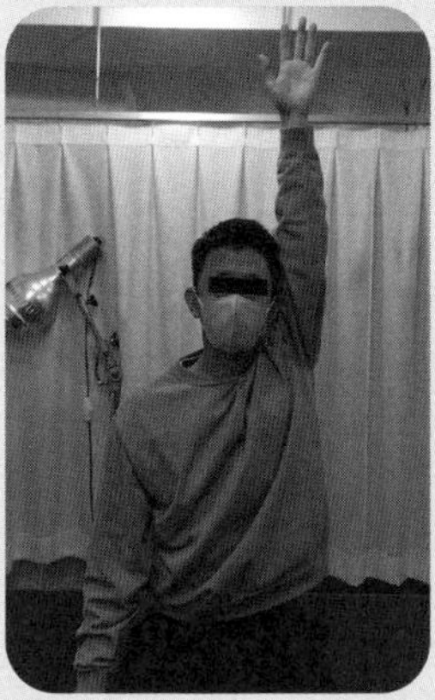

A fter

「筋膜ゆる体操」を１分。左腕も十分に上げられ、症状のない右腕と同様に動かせるようになりました。左右差は、体の使い方に偏りを生じさせ、さらなる不調の原因となる場合もあるので、早期改善ができてよかった！

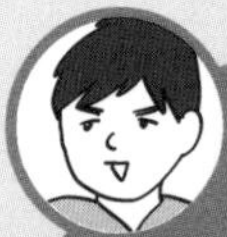

18ページ
「筋膜ゆる体操」を１分！

施術前に左肩、腕を上げてもらうと、可動域が狭くなっていました。左腰から肩にかけて、こわばりがあるようにも見えました。そこで、左腰の張りの強い部分をねらい、「ゴム手袋さすり」で筋膜の滑走を促しながら、体操をしてもらいました。

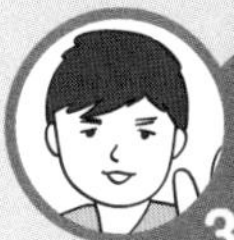

31ページ「後頭下筋群のケア」を2分

痛みは「首から脳に電気が走るみたい」と表現。そのため家族も脳の病気を心配して、MRI検査もしてもらいましたが、原因不明という診断だったそうです。首の左側に触れるとこわばりがありました。皮膚をさすりながら徐々に筋膜の滑走を促し、つまめるようになった前後の写真です。

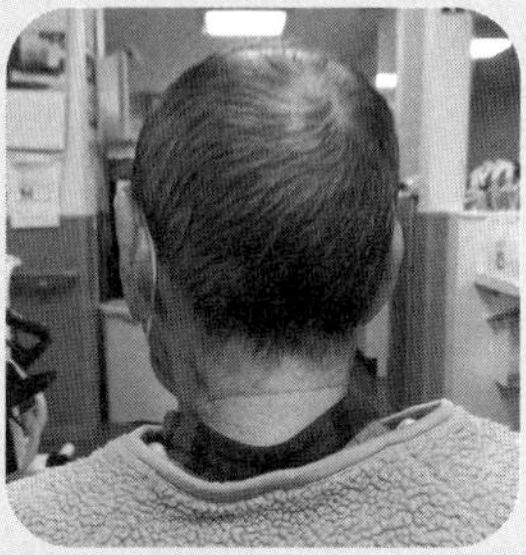

Before

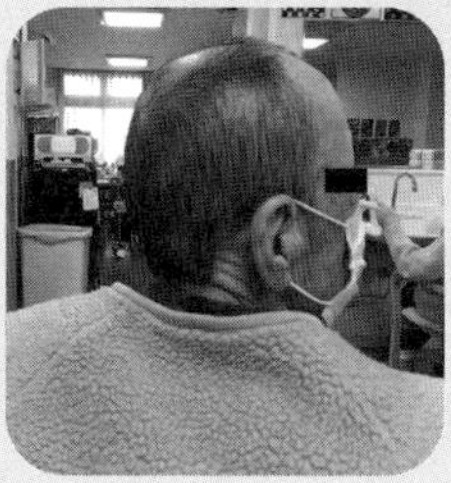

首を動かそうとすると首の左側に強い痛みがあり、右側に顔を向けることはできるが、左側には向けない。寝違え、運動、転倒など、原因の心当たりもまったくなく、突然症状が出ました。

左が向けた！　首のこわばりも当然解消

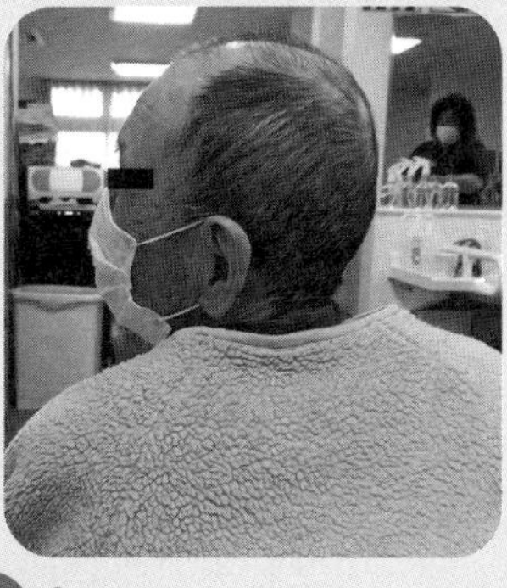

After

後頭下筋群の筋膜の滑走不全が解消し、皮膚がつまめる程度に柔らかくなると、左側にも顔を向けることができるようになりました。筋膜には痛みを感じ、脳に伝える神経があるので、筋膜のガチガチさを強い痛みとして発信していたと考えられます。

こちらは81歳の男性です。
思い当たるきっかけはなく、
1週間ほど前から首の左側に
強い痛みが起こり、心配になって
脳神経外科や耳鼻科を受診。
検査をしても原因不明で、対応できない
と言われ、痛み止め薬を処方されただけ。
その後も症状が改善せず、
首を動かすと痛みが出て、
困り果てていました。

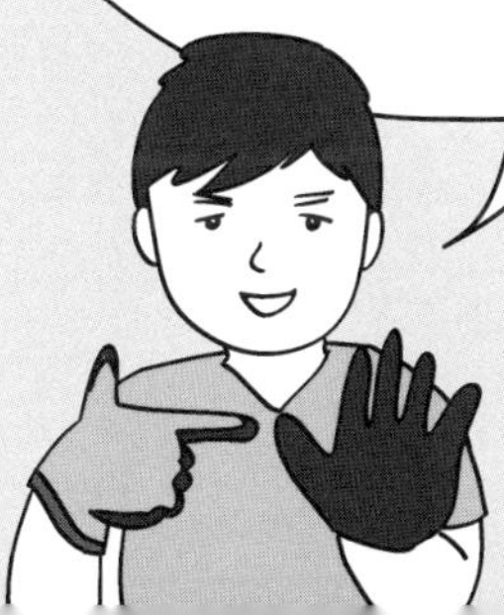

筋膜ほぐし

12 肘・腕・指の痛み

「卍体操」で悪化防止

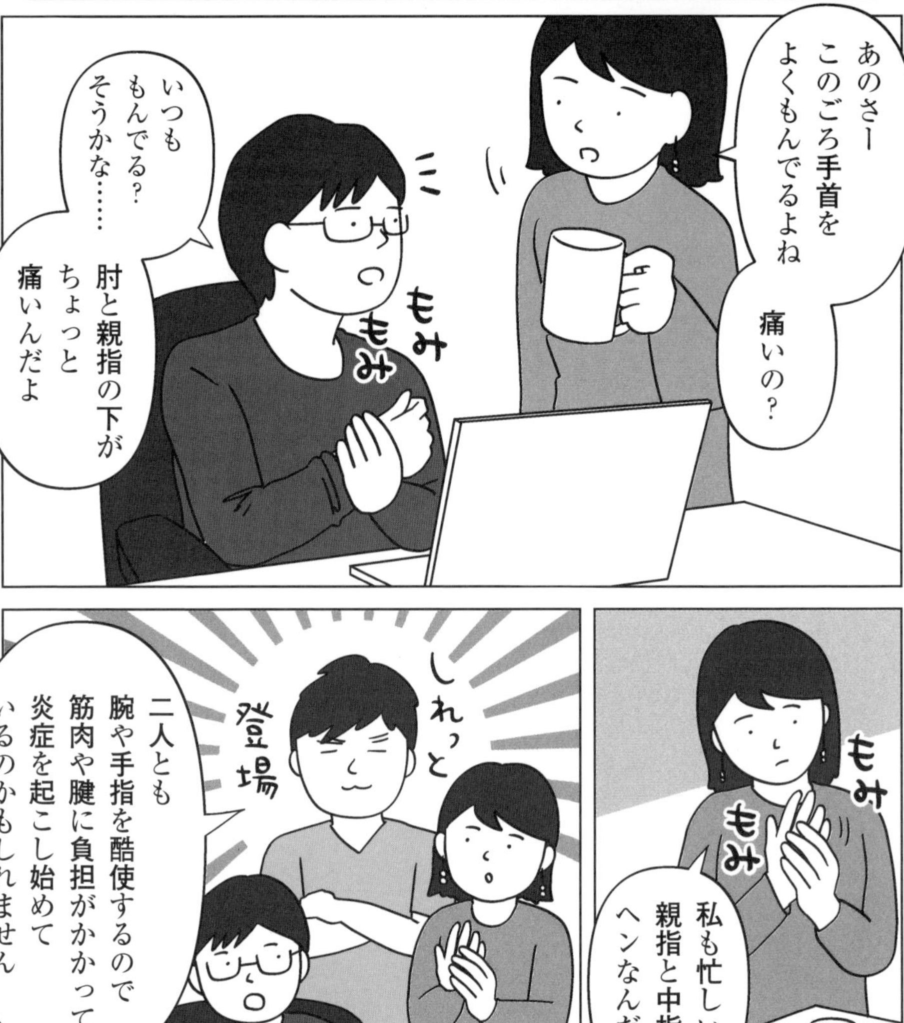
あのさー このごろ手首を よくもんでるよね
痛いの？
いつも もんでる？ そうかな……
肘と親指の下が ちょっと 痛いんだよ
もみ もみ
もみ もみ
私も忙しいと 親指と中指が ヘンなんだー
しれっと
登場
二人とも 腕や手指を酷使するので 筋肉や腱に負担がかかって 炎症を起こし始めて いるのかもしれません

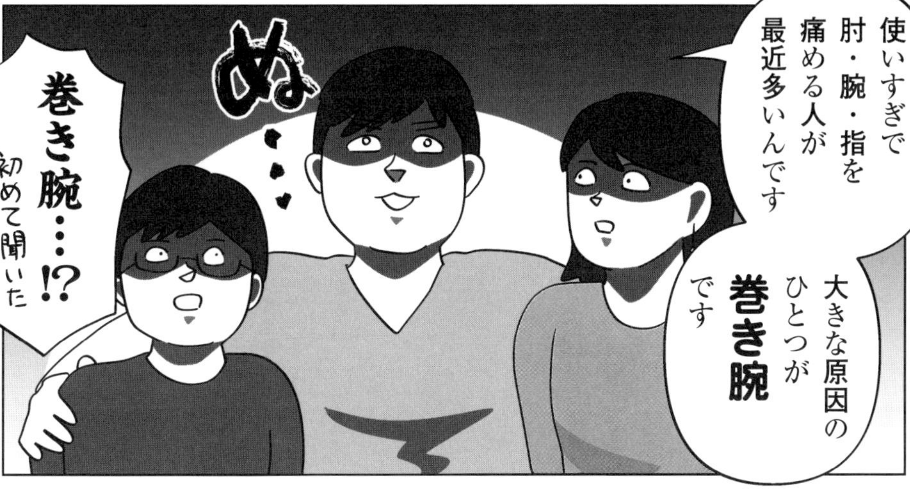
使いすぎで肘・腕・指を痛める人が最近多いんです
大きな原因のひとつが巻き腕です
ぬ…
巻き腕…!?
初めて聞いた

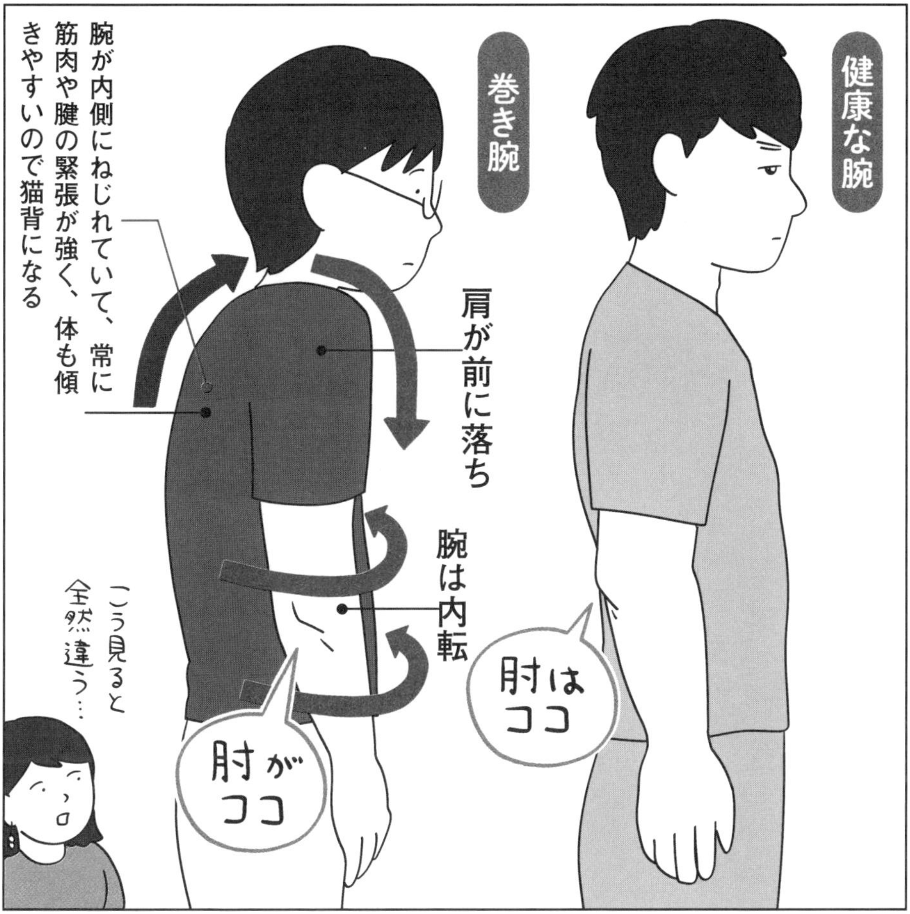
健康な腕
巻き腕
腕が内側にねじれていて、常に筋肉や腱の緊張が強く、体も傾きやすいので猫背になる
肩が前に落ち
腕は内転
肘はココ
肘がココ
こう見ると全然違う…

巻き腕を改善する

卍《まんじ》体操

巻き腕や猫背を修正し、胸椎を動かして、体の中心のみぞおちから動ける体になる体操です。

❶ 頭、背中、お尻を壁につけて立つ。かかとは離れていてOK！

❷ 肘を肩の高さに上げて、卍・逆さ卍を描くように腕だけ交互に動かす

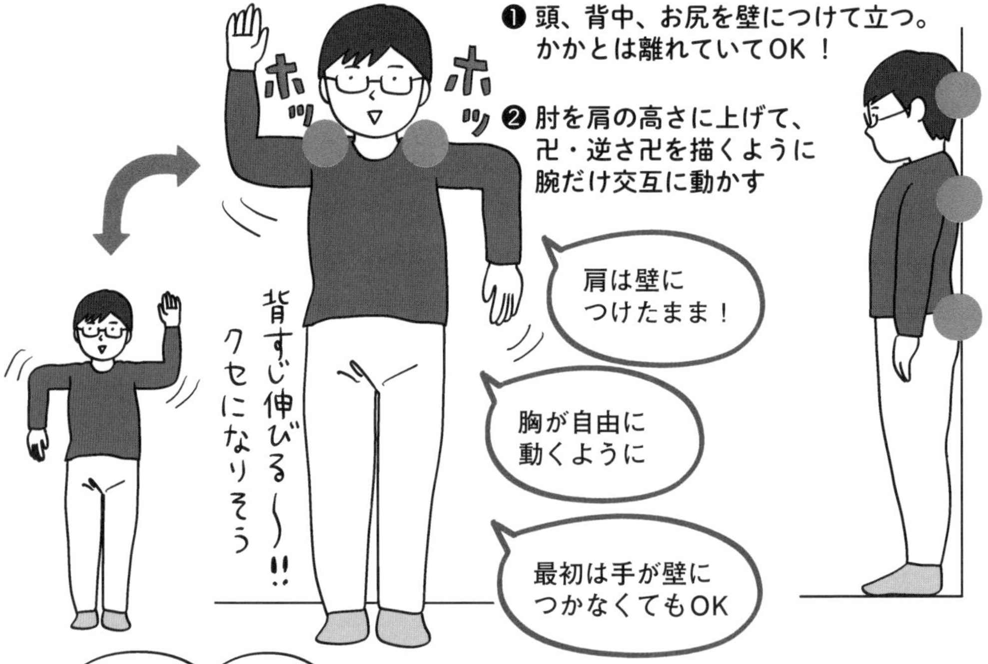
ホッ
ホッ
背すじ伸びる〜!!
クセになりそう
肩は壁につけたまま！
胸が自由に動くように
最初は手が壁につかなくてもOK

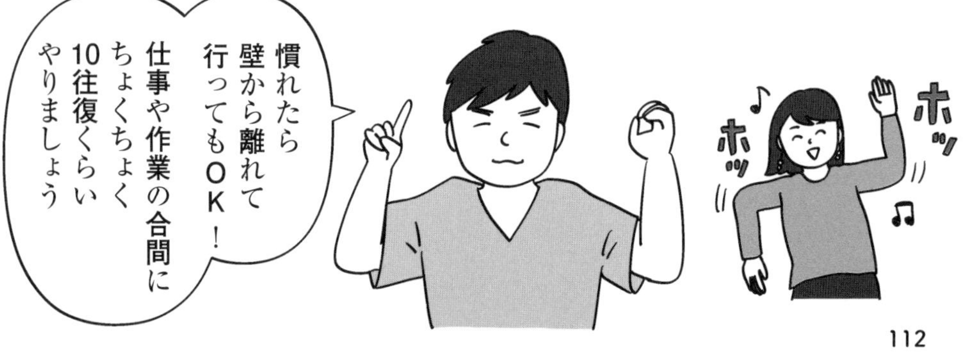
慣れたら壁から離れて行ってもOK！
仕事や作業の合間にちょくちょく10往復くらいやりましょう
ホッ
ホッ

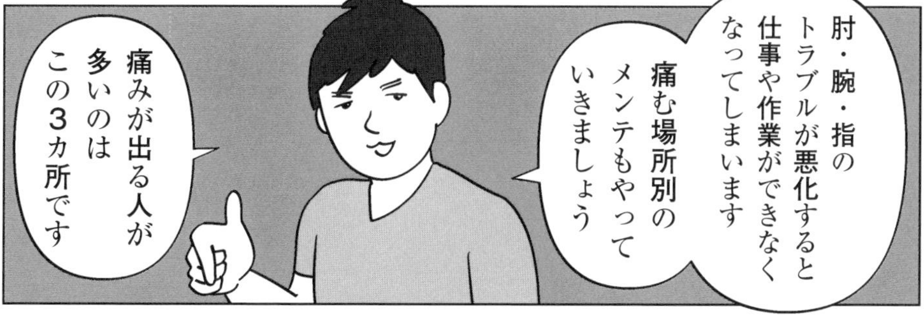
肘・腕・指のトラブルが悪化すると仕事や作業ができなくなってしまいます
痛む場所別のメンテもやっていきましょう
痛みが出る人が多いのはこの3カ所です

ケア法	どんなとき痛い？	どこが痛い？	
→ p.114	ものをつかんで持つ タオルをしぼる 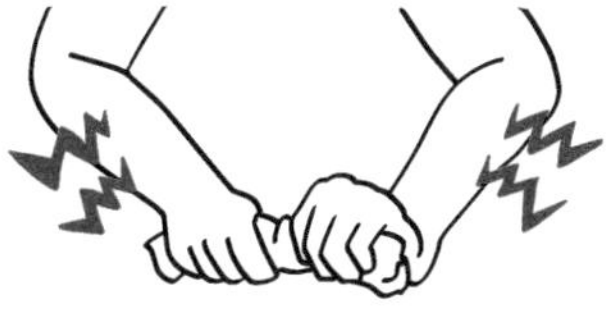 テニスをする人に多く 「テニス肘」とも呼ばれる	肘の外側（親指側） （手首を伸ばす肘の腱） 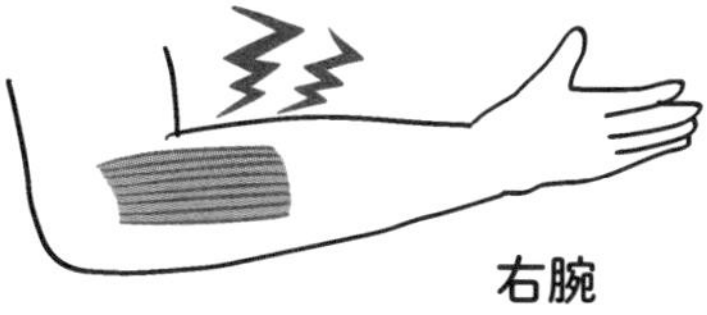 右腕	肘 （外《がい》側《そく》上《じょう》顆《か》炎《えん》）
→ p.116	親指を動かしたり、 親指を折って手を握ったり したとき 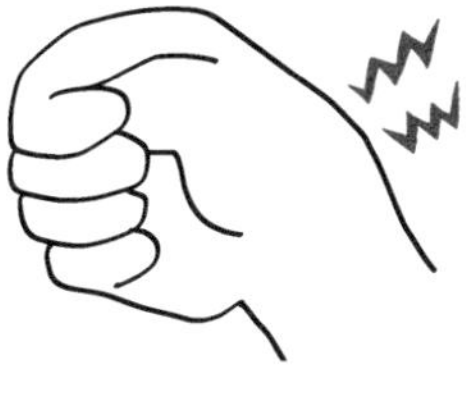	親指のつけ根から 手首にかけて 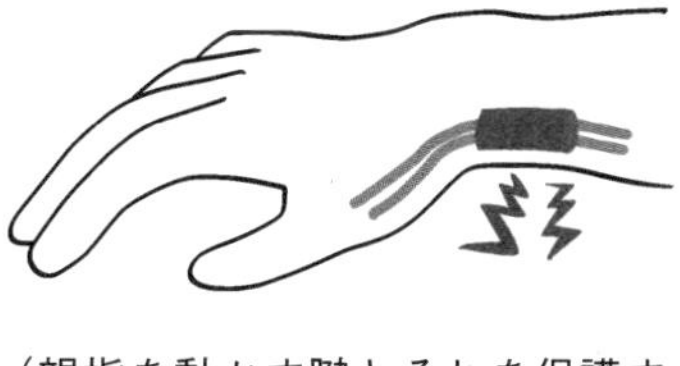 （親指を動かす腱とそれを保護するベルト）	腕 （ドケルバン腱《けん》鞘《しょう》炎《えん》）
→ p.118	指の曲げ伸ばしを 繰り返したとき 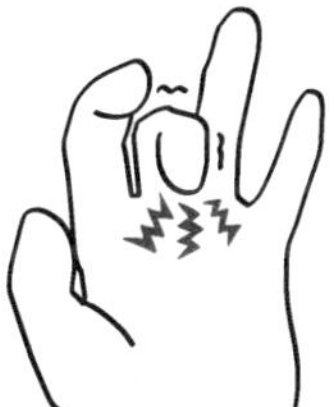	指の関節付近 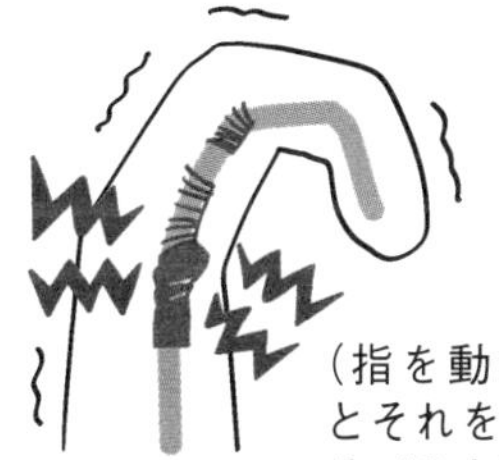 （指を動かす腱とそれを保護するベルト）	指 （バネ指）

腱にたまった緊張をゆるめる

肘のトラブルのケア

パソコン
使いすぎて痛い〜

肘の外側（親指側）が痛むのは手首を伸ばす肘の腱のトラブル。ケアは上腕から始める。

❶ 痛みの出る体勢をとり、上腕から中指にかけてのライン上をやさしくさすったり、つまんだりしながら下方向にずらしていき、いちばん肘の痛みが軽くなる「ねらい」を見つける

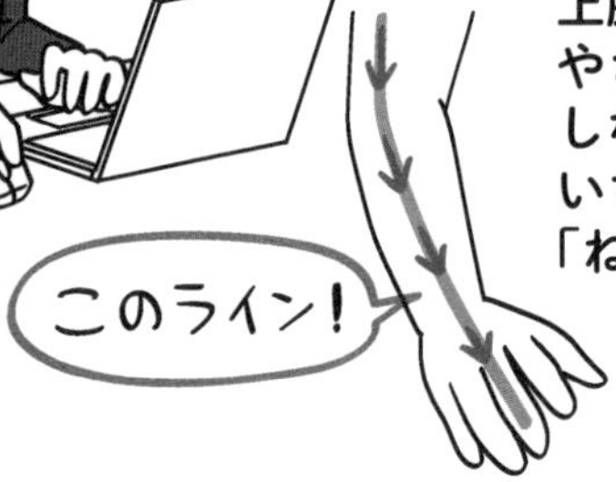
このライン！

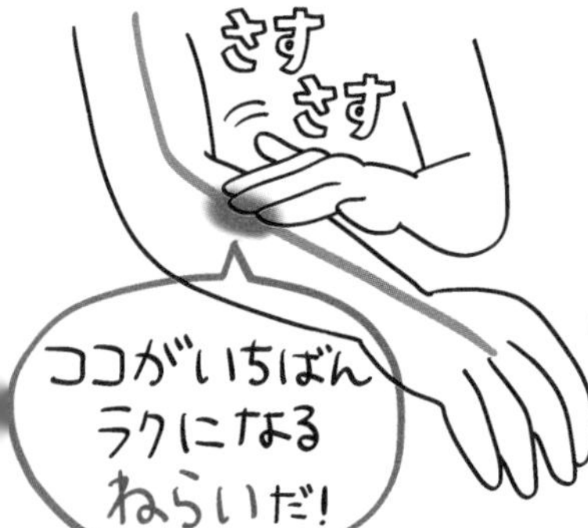
さすさす
ココがいちばんラクになるねらいだ！

どこがラクかな？
ふにふに

❷「ねらい」が定まったらその付近をやさしくさすったり、つまんだりしてよくほぐす

❸ よくほぐれたら、ねらいをつまんで人さし指、中指を交互に立てる（リズミカルに！）

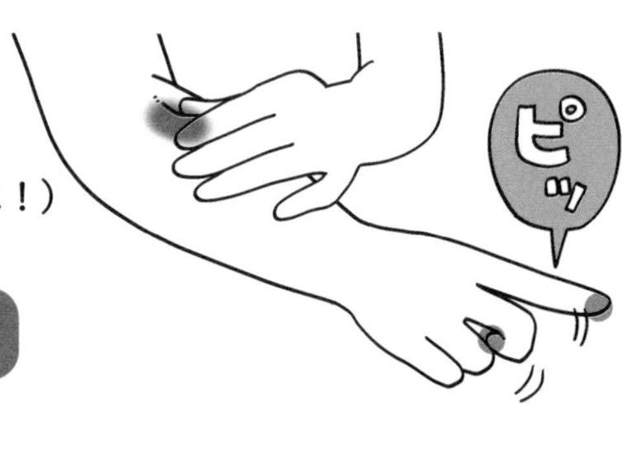
ピッ

60秒くらいやりましょう

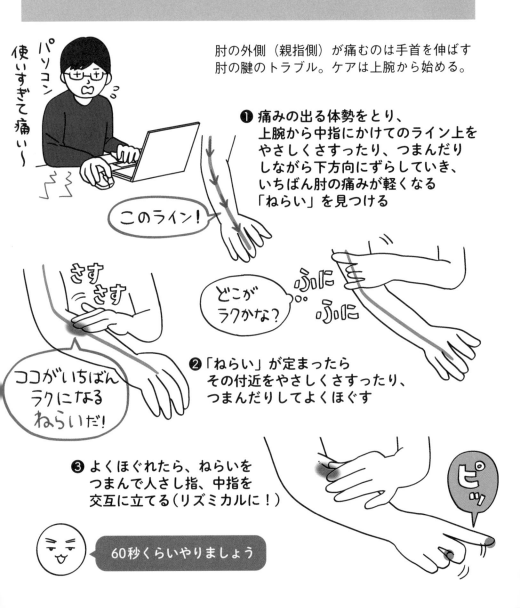

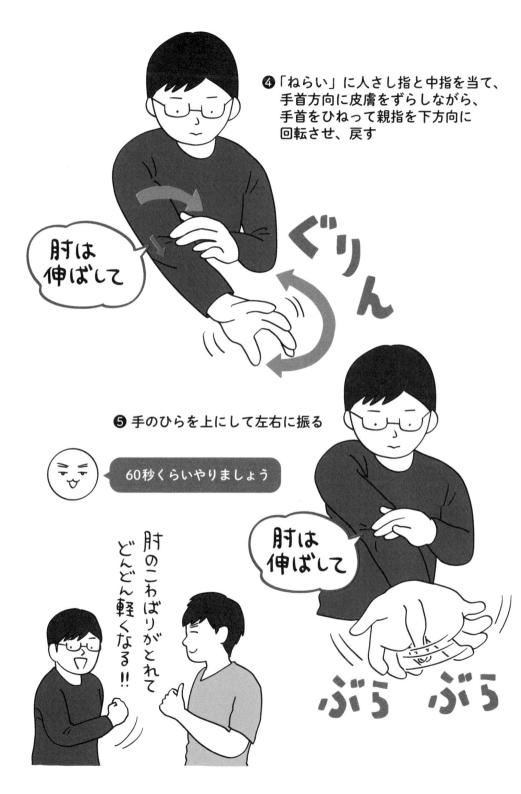

❹「ねらい」に人さし指と中指を当て、
手首方向に皮膚をずらしながら、
手首をひねって親指を下方向に
回転させ、戻す

❺ 手のひらを上にして左右に振る

皮膚と骨の負担を軽くする

腕のトラブルのケア

はじめに痛みが出る動作を行って、
それが改善する「ねらい」を定めてケアを行う。

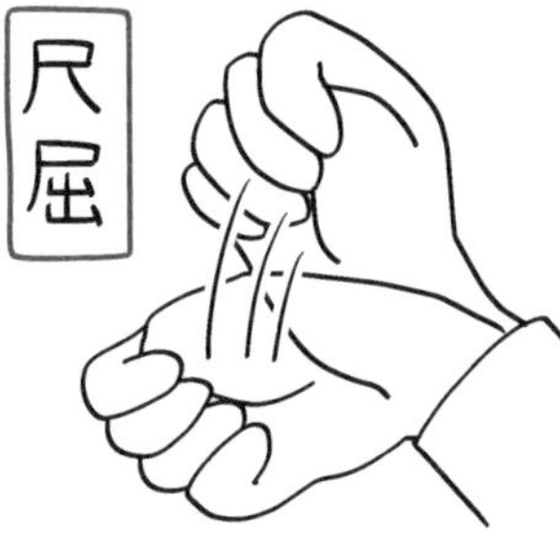
尺屈

❶ 親指を握り、手首を小指側に倒し、
普段の痛みを再現する
（この動作は「尺屈《しゃっくつ》」という）

❷ 親指のつけ根から肘までの
ライン上の皮膚を
つまみながら尺屈する

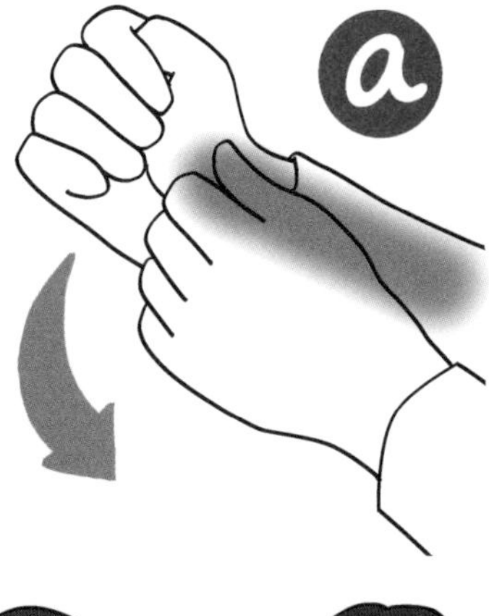
a

❷ 手首の、親指のつけ根あたりを
逆の手の親指で押さえながら
尺屈する

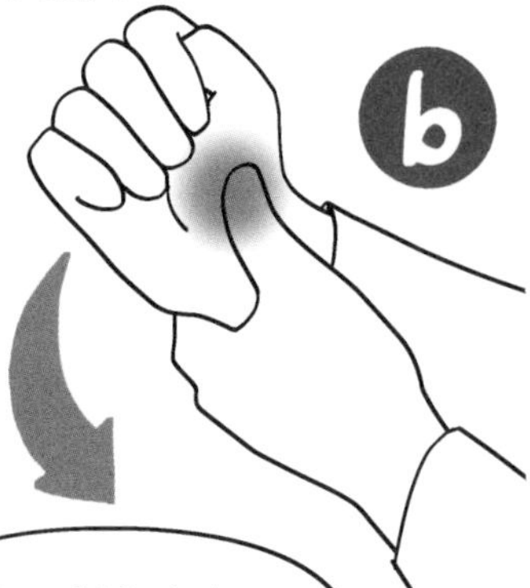
b

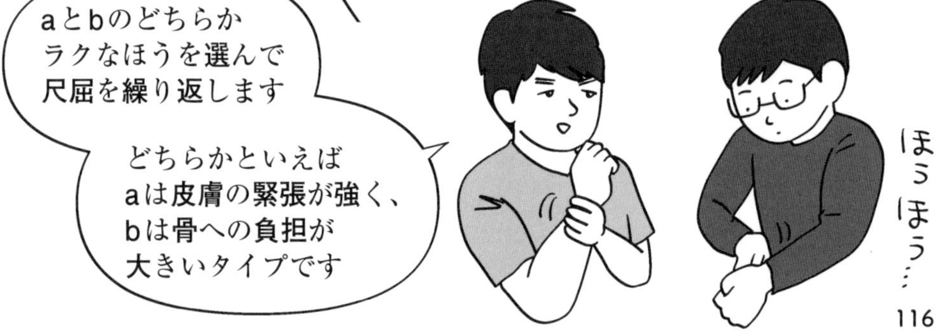
aとbのどちらか
ラクなほうを選んで
尺屈を繰り返します
どちらかといえば
aは皮膚の緊張が強く、
bは骨への負担が
大きいタイプです
ほうほう…

❸ 肘を伸ばし、手首を逆の手で下からつかむ。伸ばした手は親指を内側に倒しながらねじり、つかんだ手で手首を外側にねじる
（肘を伸ばして、手首から肘の間で軽く持つ場所を変えながら行う）

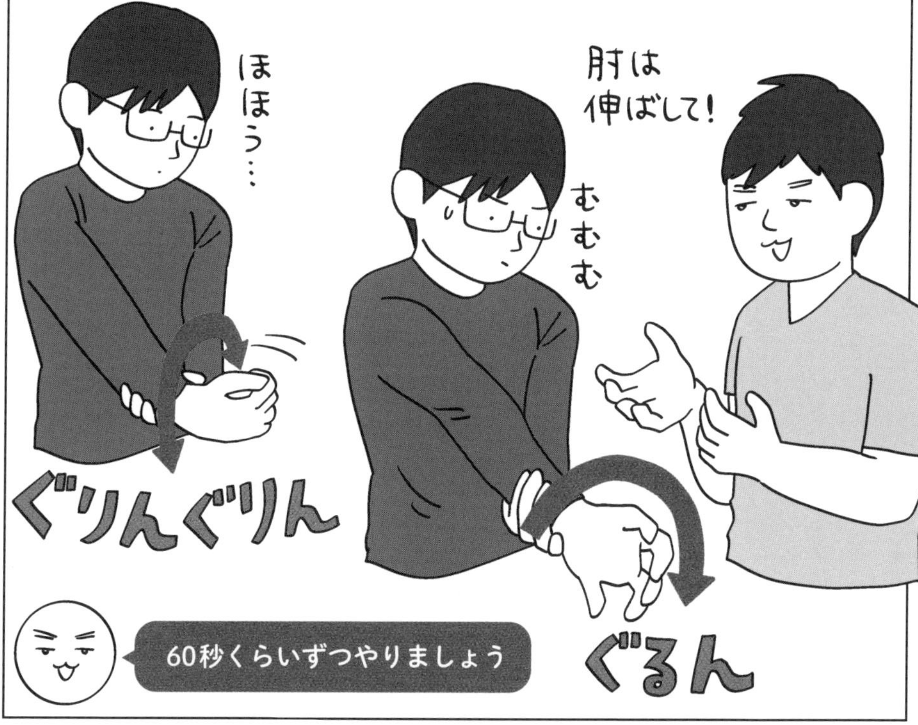

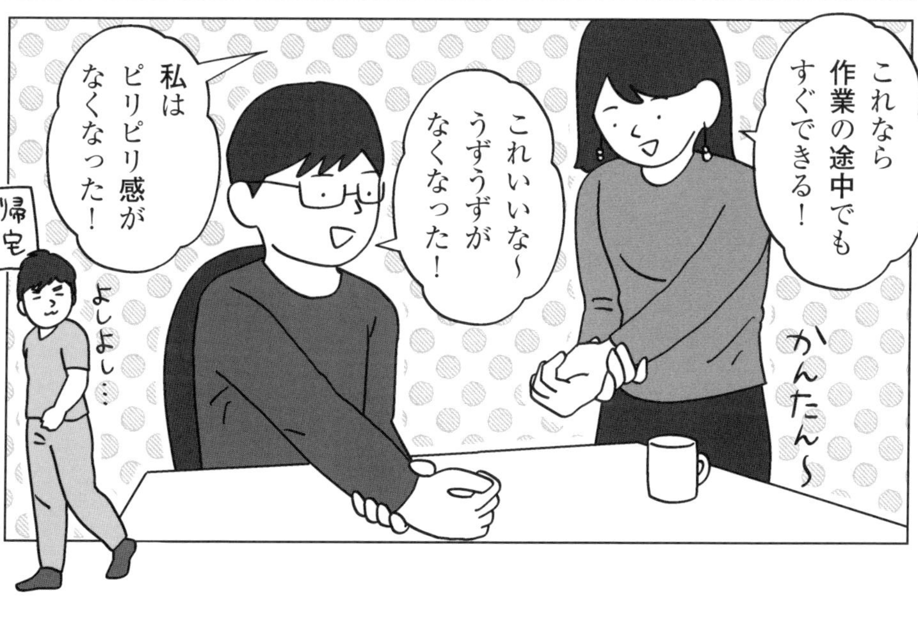

これなら作業の途中でもすぐできる!
これいいな〜うずうずがなくなった!
私はピリピリ感がなくなった!
かんたん〜
帰宅
よしよし…

手指も筋トレで強くする

指のトラブルのケア

痛みのある指のつけ根の下にある
関節をケアします。

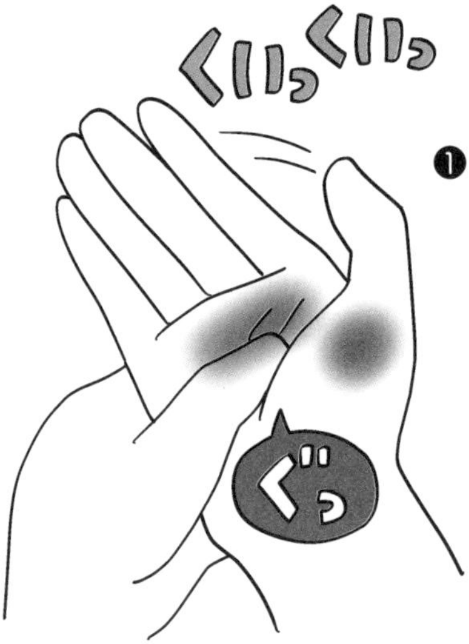
くいっくいっ
ぐっ

❶ 手のひらの、痛みのある指の
つけ根の膨らみあたりで、
押すと痛い場所を探し、
そのちょっと下を圧迫して
指を動かす

もしくは、
その付近の皮膚を
集めて持ち上げ、
ゆらして指を
動かしてもOK！

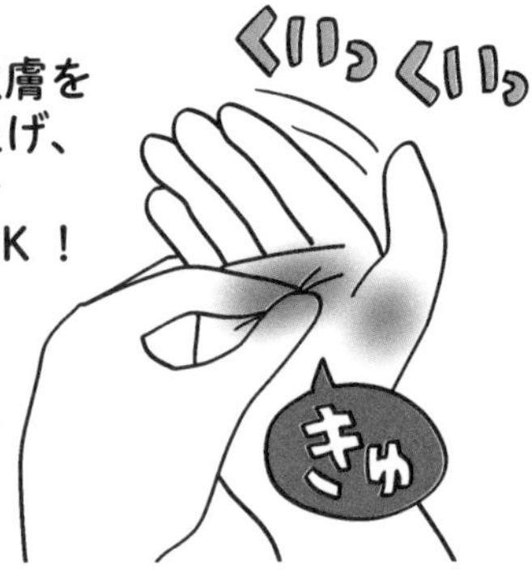
くいっくいっ
きゅ

❷ 指先を合わせて離す
「虫様筋《ちゅうようきん》握り」を繰り返し、
手のインナーマッスルも動かす

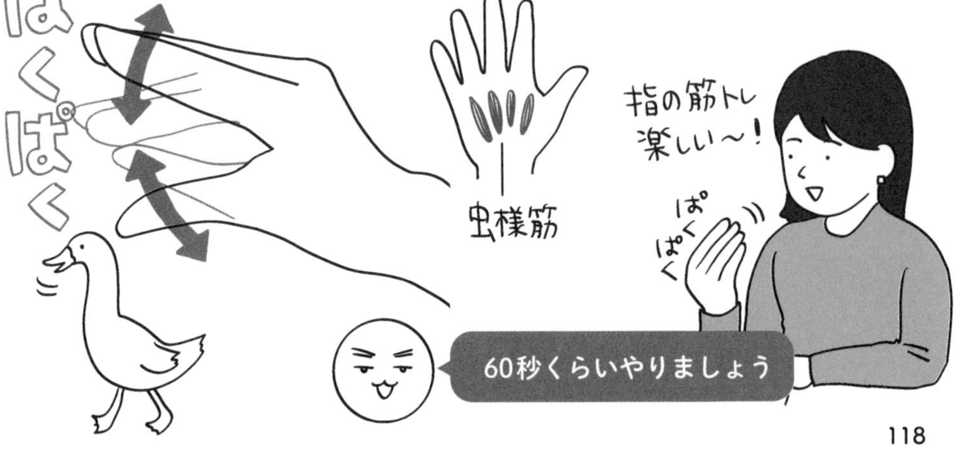
ぱくぱく
虫様筋
指の筋トレ
楽しい〜！
ぱくぱく
60秒くらいやりましょう

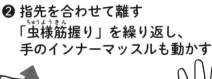

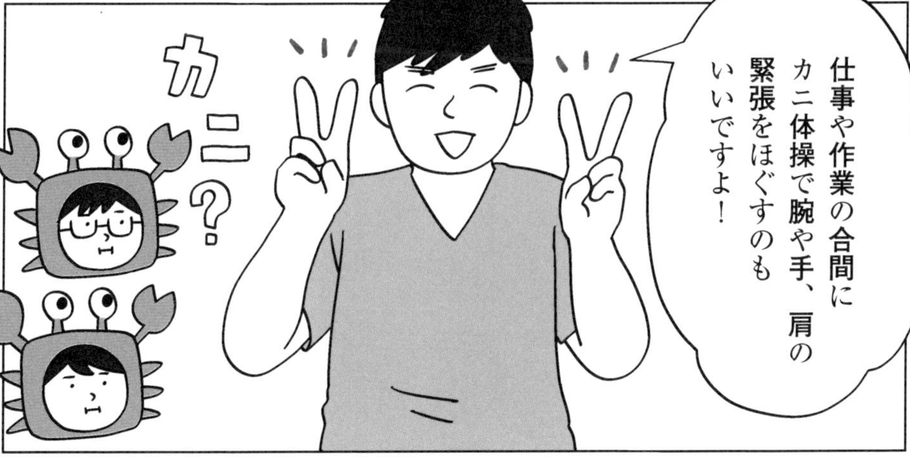
仕事や作業の合間にカニ体操で腕や手、肩の緊張をほぐすのもいいですよ！
カニ？

腕・手・肩のこわばり解消

カニ体操

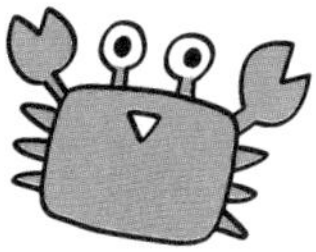

仕事や作業をしていると、
いつの間にか緊張で腱や筋がこわばる。
腕を下ろすとき、肩甲骨を寄せる
イメージで動かそう。

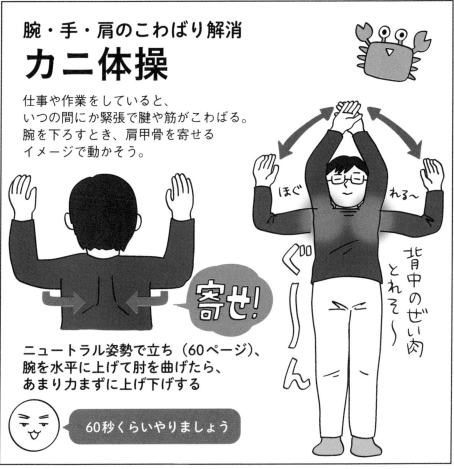

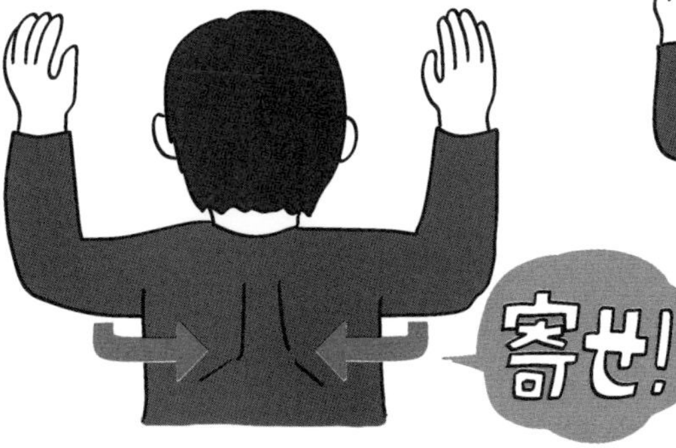
寄せ！

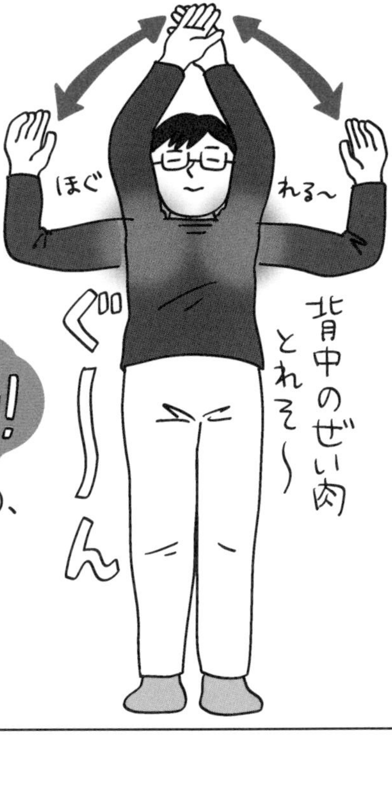
ほぐれる〜
背中のぜい肉とれそ〜
ぐーん

ニュートラル姿勢で立ち（60ページ）、
腕を水平に上げて肘を曲げたら、
あまり力まずに上げ下げする

60秒くらいやりましょう

筋膜ほぐし

13 ジョギング膝痛

走れる足づくりで安全に

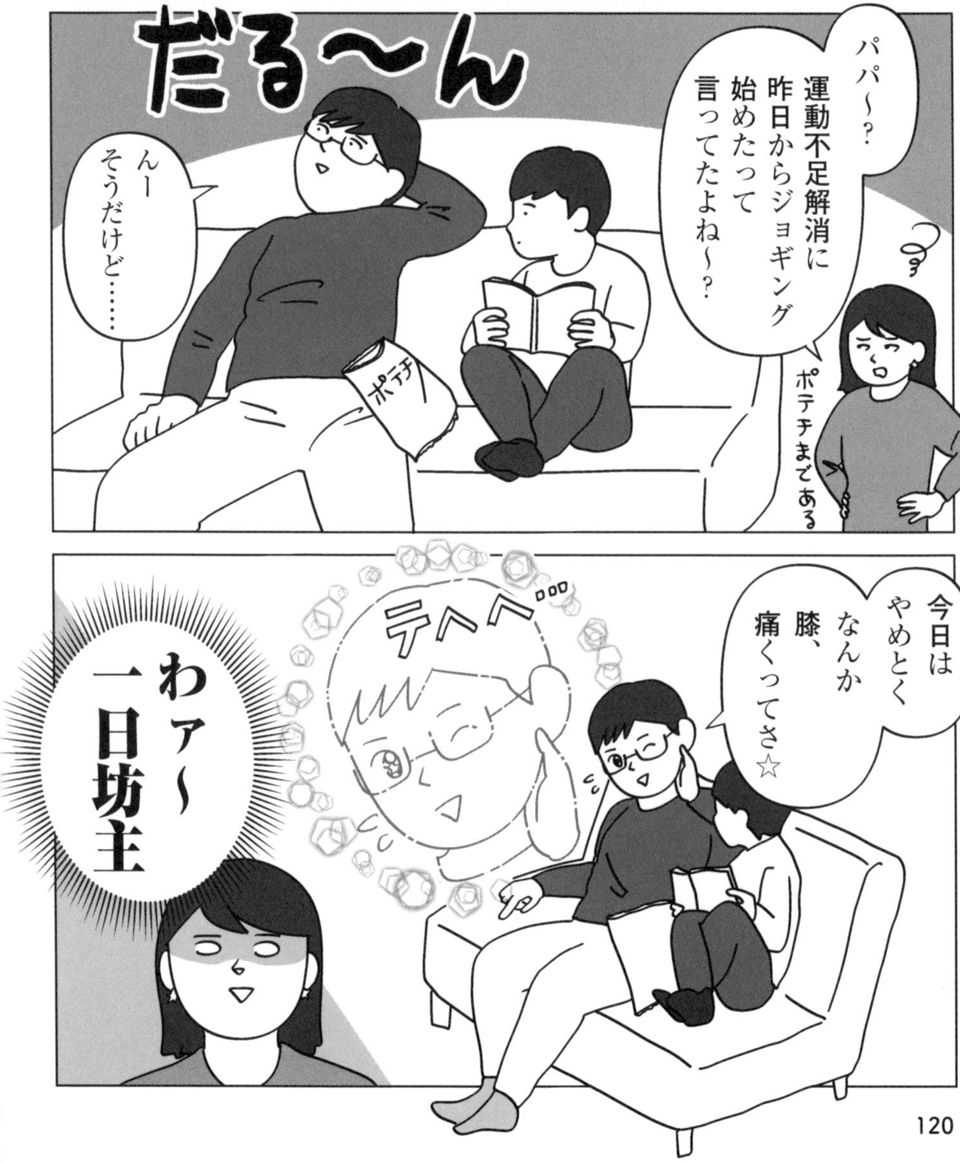

パパ～？
運動不足解消に
昨日からジョギング
始めたって
言ってたよね～？
ポテチまである
だる～ん
んー
そうだけど……
ポテチ
今日は
やめとく
なんか
膝、
痛くってさ☆
テヘヘ
わァ～
一日坊主

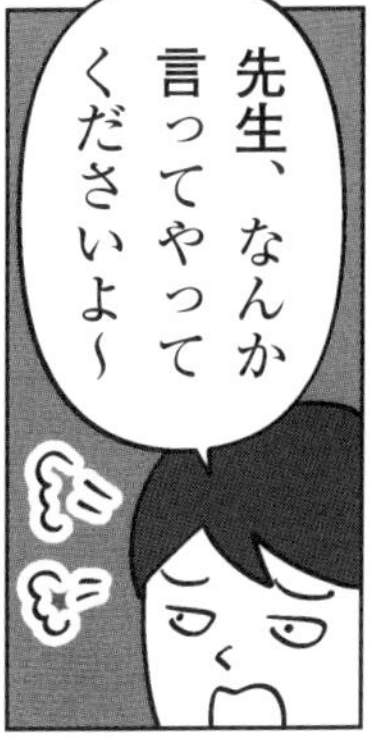
先生、なんか言ってやってくださいよ〜

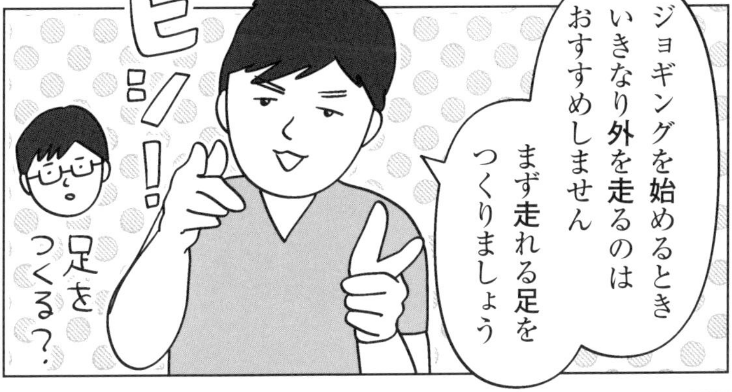
ジョギングを始めるときいきなり外を走るのはおすすめしません
まず走れる足をつくりましょう
ビシッ!!
足をつくる?

走れる足づくり①

その場ジョギング

これがラクラクできるようになったら走れる足。外に出て、安全に走れるタイミングがわかるケア法!

室内で、その場でリズミカルにジョギングをまず1分続ける。徐々に時間を増やして!　膝はリラックスして、軽く曲がった状態をキープ

これでもけっこう運動になる!!
かかとは地面につけない

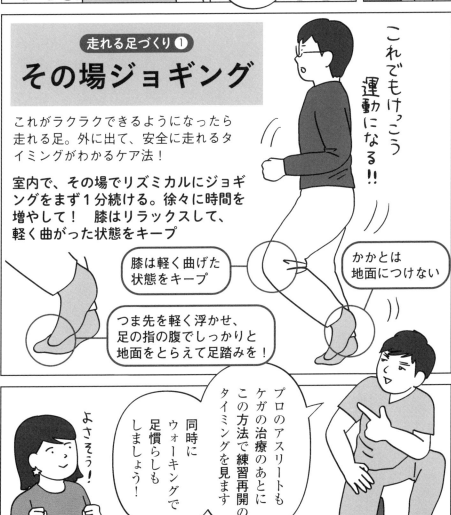

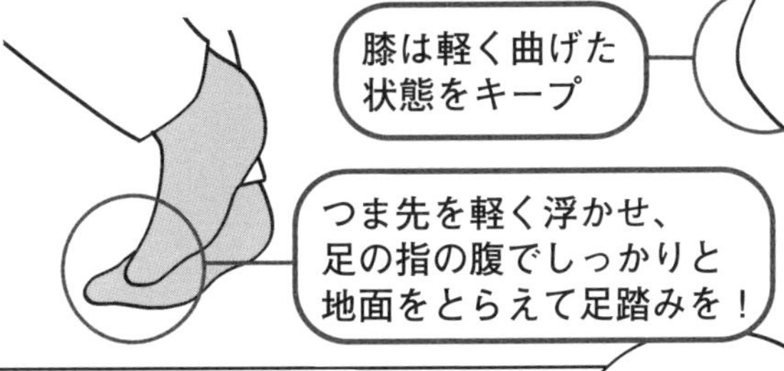
膝は軽く曲げた状態をキープ
つま先を軽く浮かせ、足の指の腹でしっかりと地面をとらえて足踏みを!

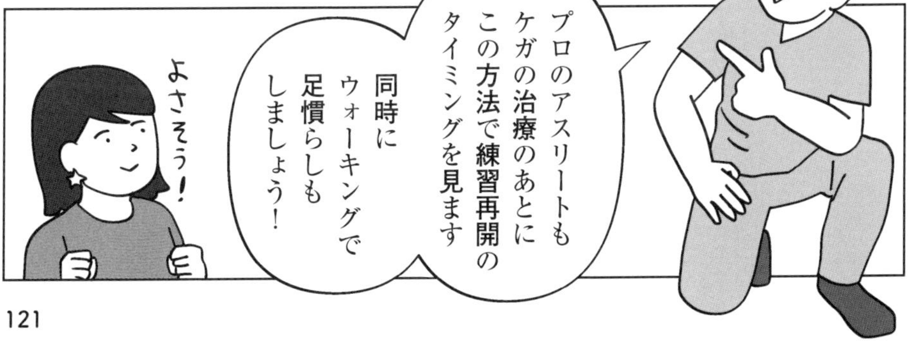
プロのアスリートもケガの治療のあとにこの方法で練習再開のタイミングを見ます
同時にウォーキングで足慣らしもしましょう!
よさそう!

走れる足づくり②

軽快ウォーキング

座ってPCやスマホを長時間使っていると特有の姿勢の崩れが起きやすく（57ページ）、歩くときも猫背であごと腕が前になりがち。

これは体力が低下したお年寄りにも多く見られる歩き方で、足が上半身より後ろへ行かず、歩幅が狭いことが特徴。

改善するには腕を振ること。股関節が伸び、フォームが改善することが医学的にも注目されています。

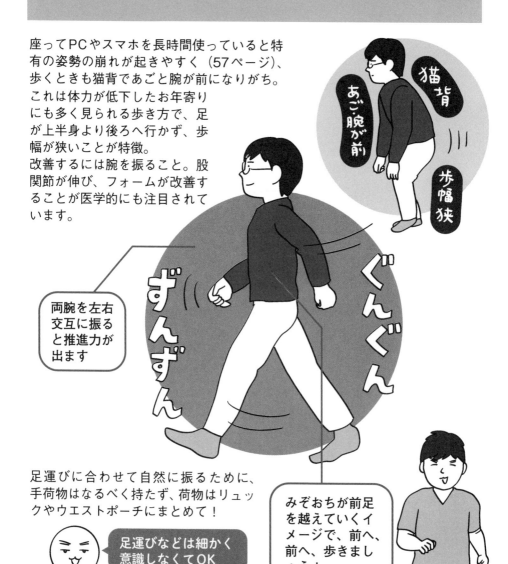

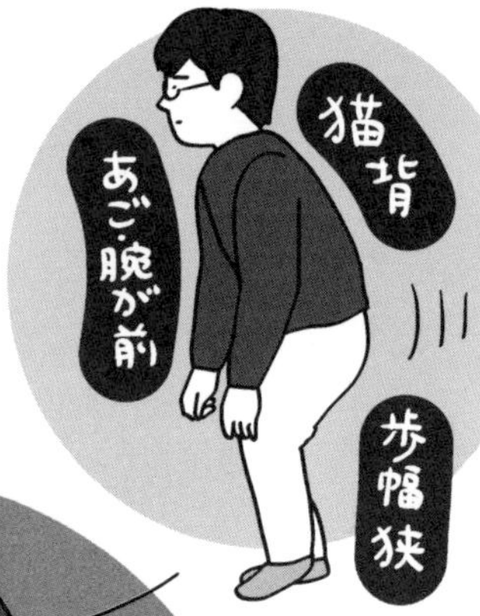
猫背
あご・腕が前
歩幅狭

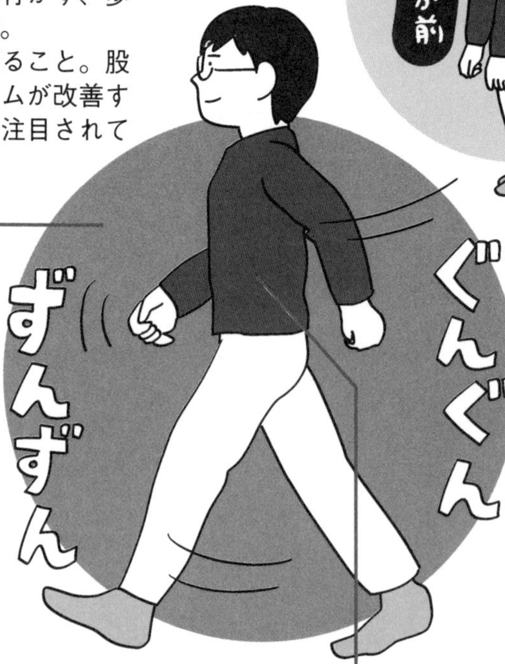
ずんずん
ぐんぐん
両腕を左右交互に振ると推進力が出ます

足運びに合わせて自然に振るために、手荷物はなるべく持たず、荷物はリュックやウエストポーチにまとめて！

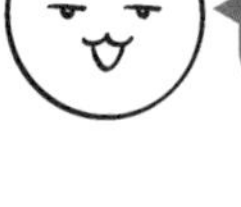
足運びなどは細かく意識しなくてOK

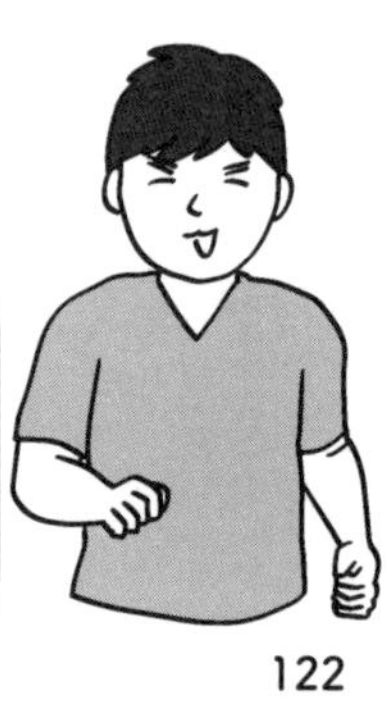
みぞおちが前足を越えていくイメージで、前へ、前へ、歩きましょう！

その後の大宅家は…

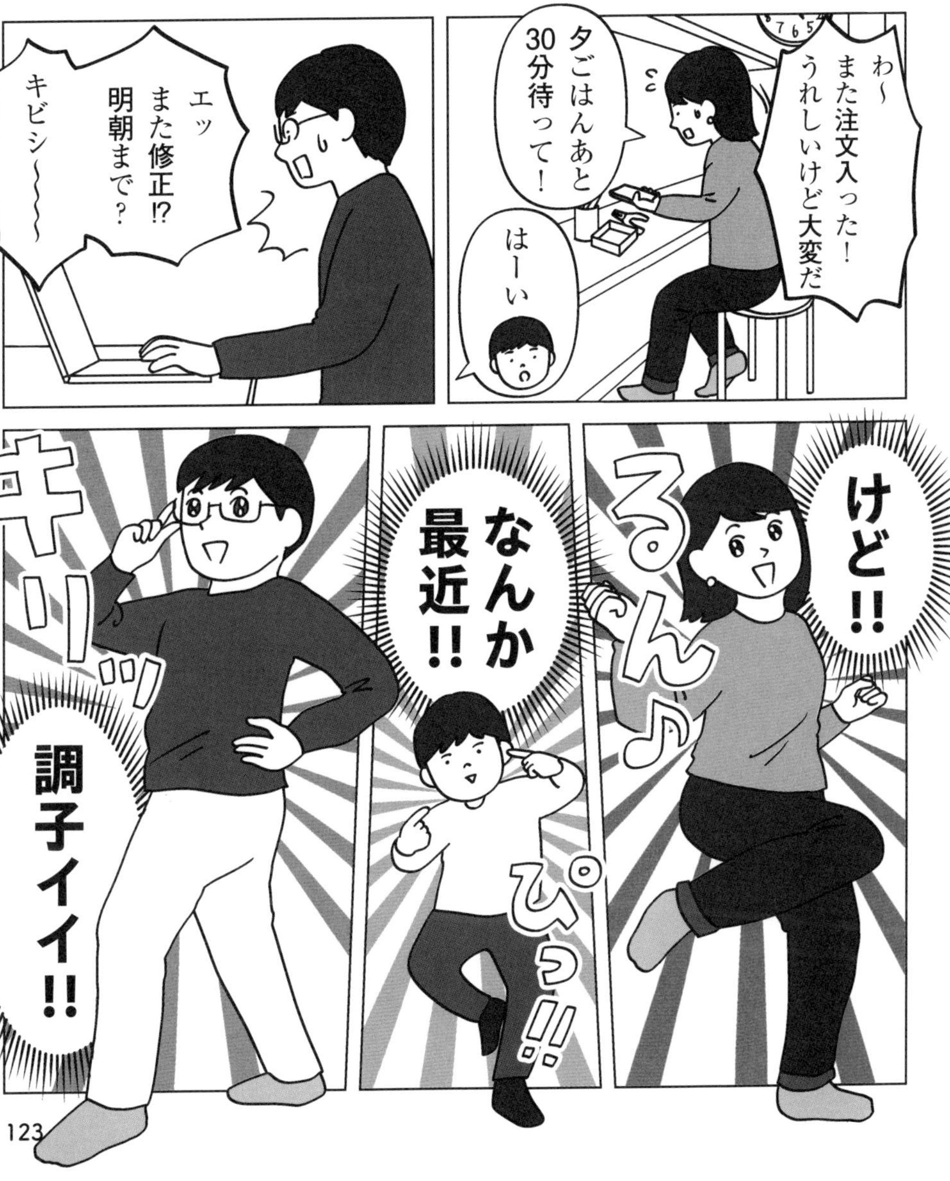

わ～
また注文入った！
うれしいけど大変だ
夕ごはんあと30分待って！
はーい
エッ
また修正!?
明朝まで？
キビシ～～～～
けど!!
るん♪
なんか最近!!
ぴっ!!
調子イイ!!
キリッ

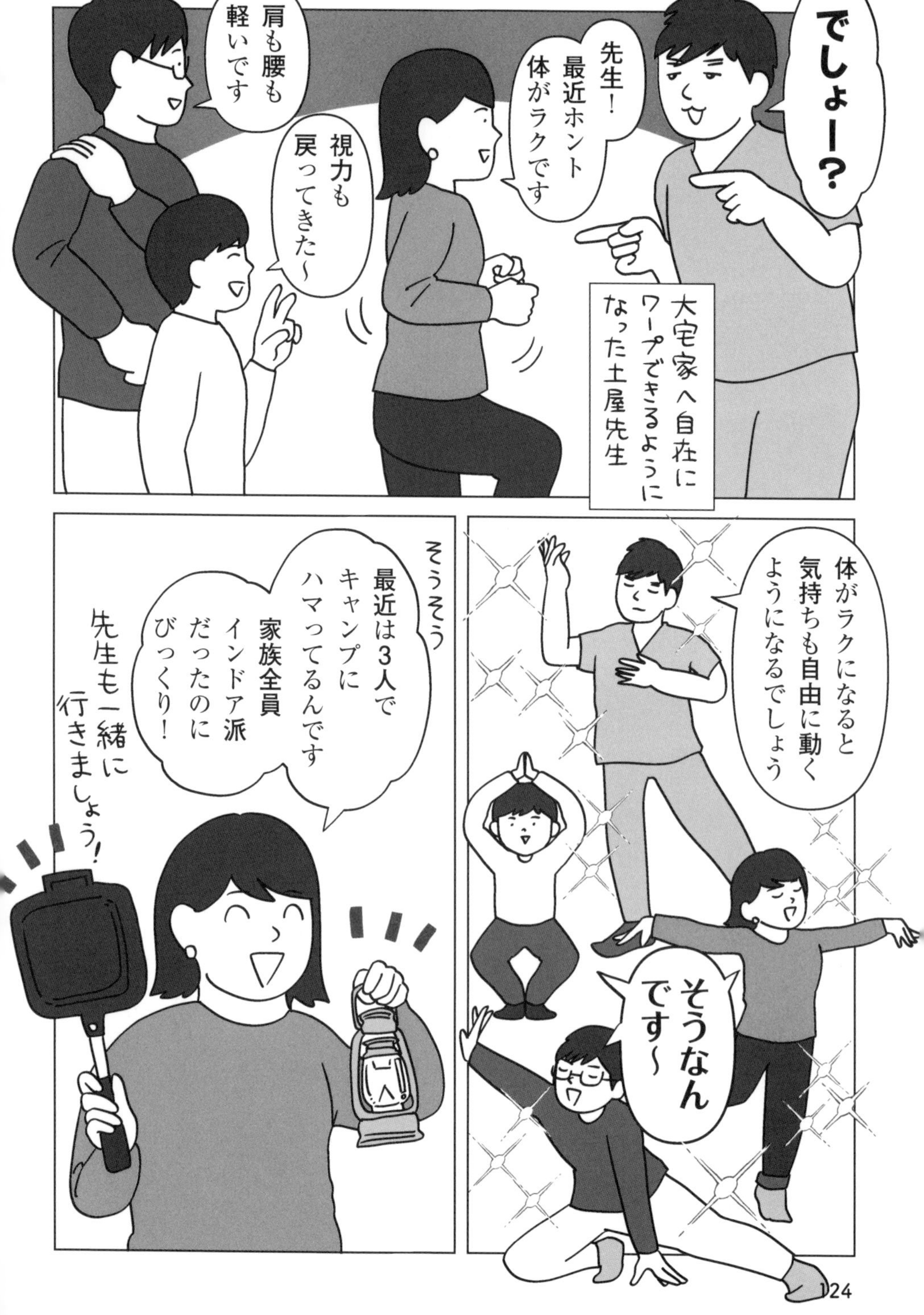
でしょー？
先生！最近ホント体がラクです
大宅家へ自在にワープできるようになった土屋先生
肩も腰も軽いです
視力も戻ってきた～
体がラクになると気持ちも自由に動くようになるでしょう
そうなんです～
そうそう
最近は3人でキャンプにハマってるんです 家族全員インドア派だったのにびっくり！
先生も一緒に行きましょう！

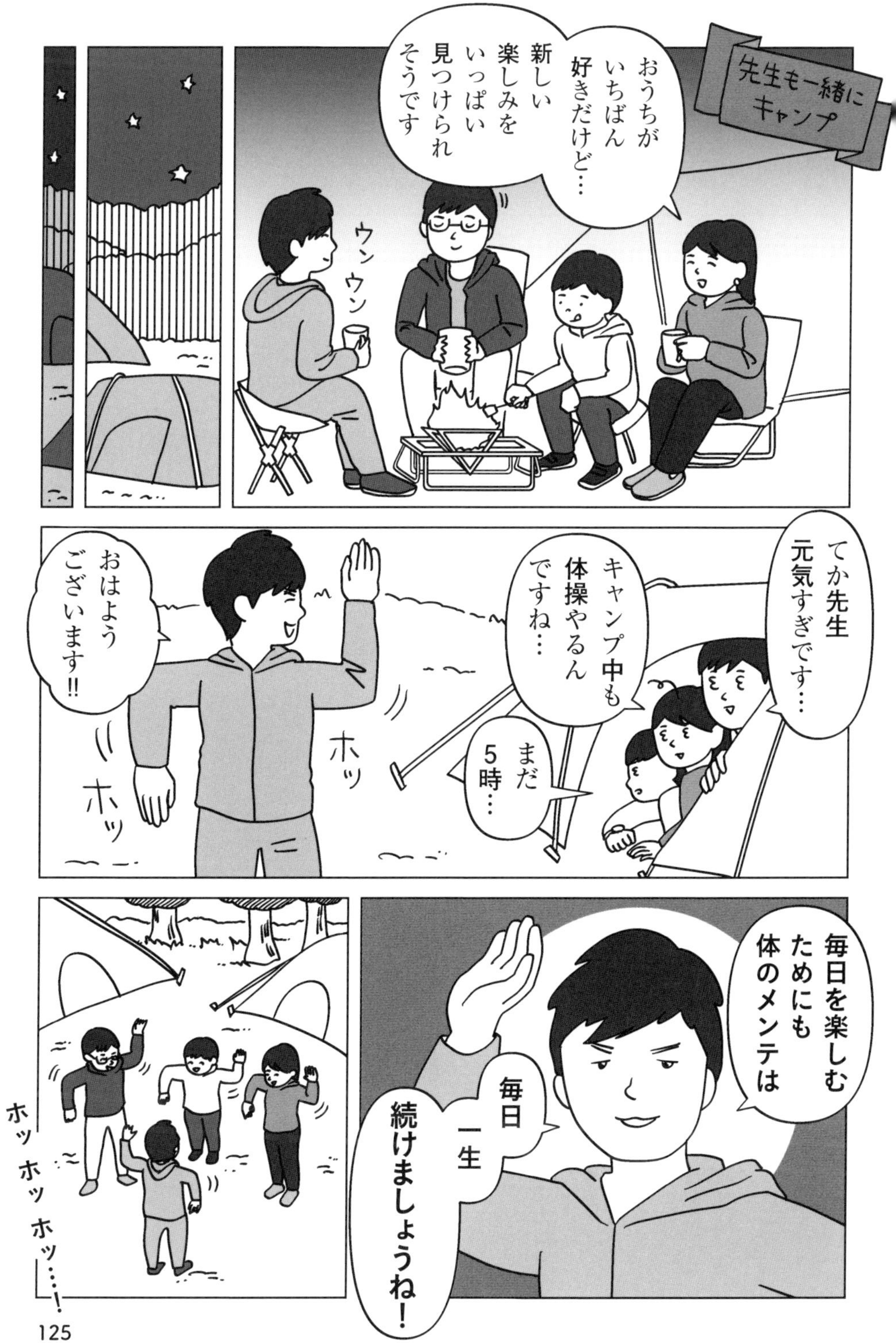
先生も一緒にキャンプ
おうちがいちばん好きだけど…新しい楽しみをいっぱい見つけられそうです
ウンウン
てか先生元気すぎです…
キャンプ中も体操やるんですね…
まだ5時…
おはようございます!!
ホッ
ホッ
毎日を楽しむためにも体のメンテは
毎日一生続けましょうね!
ホッホッホッ…!

おわりに

本書を最後までお読みいただきありがとうございました。試してみて、気持ちがよかった、体がほぐれた、こりや痛みが和らいだなど、自分に合うと感じるケア法を見つけていただけたでしょうか？　こりや痛みが防げると、何をするにしてもぐんとパフォーマンスがよくなります。こりや痛みのない体で、好きなことを思いきり楽しんでいきましょう！

つらいこりや痛みがあると、原因を知ることよりも、とにかくその症状をなんとかしたいと思います。なので、まず自分に合うケア法を見つけ、いつでも症状が出たとき「ラクになる方法」を知っていることは大事なことです。

ただし、ラクになってからでいいので、そもそも「症状をまねいた原因」について考え、再発させないように生活を見直すことも大切です。

慢性痛には病院へ行っても「原因不明」と言われるものも少なくないですが、もとはなかった症状があるのですから、なんらかの原因は必ずあります。交通事故にあった、スポーツでケガをしたなどということがない場合、原因は「生活」の中にあり、多くは「体の使い方」

がまねくものです。ぜひご自分の体の使い方の問題点を考えてみて、すぐにできることを試してみましょう。

同じ姿勢を長く続ける場合は、間にストレッチをする。体の右側と左側、同じように使う（例：バッグを持つ手をときどきは逆にする）。パソコンやスマホを使うとき、環境や姿勢をちょいちょい変えてみる。朝起きたら、まず全身をほぐして活動する。

ちょっとしたことも立派な予防ケアです！　そのように工夫して調子がいいと、気分もよく、自分の体をうまく使えている自信が持てます。その爽快感が毎日、元気はつらつと暮らすカギです。

そして、自分なりに工夫をしてセルフケアを試みても、症状がとれない場合は長く様子を見るのではなく、専門の医療にかかって原因や治療法を見つけてください。

２０２３年２月

土屋元明

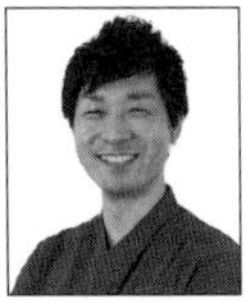

理学療法士

土屋元明（つちやげんめい）

「動きのこだわりテーション」（神奈川県鎌倉市）代表、理学療法士。姿勢と歩きの専門家。元日本メディカルフィットネス研究会常任理事、呼吸療法認定士、Orthomolecular Nutrition Professional、Spine Dynamics 療法セラピスト（マイスター）、形態構築セラピスト、ロコモ予防運動指導士。平素は自身の施術院「動きのこだわりテーション」にてインソールとリハビリを駆使して、痛みなどを抱える人の身体にかかるストレスを改善させながら、回復方向へ向かう生活スタイルを提案。「運動の質を高めることは人生の質を高める」をモットーにメディカルフィットネスを啓発する情報発信、医療従事者から一般の方への講演活動も積極的に行っている。著書に『ひざのねじれをとれば、ひざ痛は治る―1日５分から始める超簡単ひざトレーニング』『腰は、もまずにつまめば、腰痛は治る―1日1分からはじめる超簡単「皮膚ずらし」ケア』（ともに方丈社）、『肩と首はもまずにつまんで、ゆらしなさい―毎日１分、頭痛もとれる簡単セルフケア』（晶文社）、編集に『マッスルインバランス改善の為の機能的運動療法ガイドブック』（運動と医学の出版社）など多数。

「動きのこだわりテーション」
ホームページ

https://shisei-walking.com

YouTube

STAFF

- ●ブックデザイン／清水洋子
- ●漫画／こしいみほ
- ●構成・取材・文／下平貴子
- ●DTP ／松田修尚（主婦の友社）
- ●編集担当／野崎さゆり（主婦の友社）

不調《ふちょう》と痛《いた》みが消《き》える！ 10秒《びょう》筋膜《きんまく》ほぐし

2023年4月20日　第1刷発行
2024年3月20日　第2刷発行

著　者／ 土《つち》屋《や》元明《げんめい》
発行者／ 平野健一
発行所／ 株式会社主婦の友社
〒141-0021
東京都品川区上大崎３丁目１－１目黒セントラルスクエア
電話 03-5280-7537（編集）03-5280-7551（販売）
印刷所　大日本印刷株式会社

ISBN 978-4-07-452890-5

■本書の内容に関するお問い合わせ、また、印刷・製本など製造上の不良がございましたら、主婦の友社（電話03-5280-7537）にご連絡ください。
■主婦の友社が発行する書籍・ムックのご注文は、お近くの書店か主婦の友社コールセンター（電話0120-916-892）まで。
※お問い合わせ受付時間　月～金（祝日を除く）9：30 ～ 17：30
主婦の友社ホームページ　https://shufunotomo.co.jp/